AF756613

Les grands noms de la médecine

Ali Hamdan

LES GRANDS NOMS DE LA MEDECINE

De la fin du Moyen Âge au début de l'époque contemporaine

L'Harmattan

Du même auteur

Les bourreaux du cœur,
Éditions heures de France, 2007.

L'odyssée de la médecine.
Des rives de l'Orient aux rivages de l'Occident,
Éditions L'Harmattan, 2020.

De la médecine coloniale à la santé communautaire au Sénégal
Éditions L'Harmattan

5-7, rue de l'École-Polytechnique ; 75005 Paris

http://www.editions-harmattan.fr

ISBN : 978-2-343-23909-5

EAN : 9782343239095

Introduction

Bien avant l'époque de la Renaissance, une civilisation brillante dominait le monde.

Au Moyen-Orient, pendant le haut Moyen Âge, les chrétiens d'Orient fournirent le savoir médical aux Arabes en leur apportant des manuscrits grecs traduits en syriaque, leur langue de culture, et transcrits du syriaque en arabe. La médecine y atteignait un haut niveau de connaissances et de pratiques.

Ces premiers traducteurs transmirent aux Arabes une immense impulsion et la volonté de produire une médecine au plus haut niveau. Les plus connus de ces savants chrétiens d'Orient sont considérés comme les plus experts en matière de traduction médicale : Hunayn Ibn Ishâq connu sous le nom de Johannitus en Occident, Mâsawayh dit Jean le Mésué ou Jean l'ancien, Sarâbiyun et Djordis Bakhtîshû, tous donnèrent aux Arabes un champ de connaissances considérables, dont ces derniers sauront récolter les fruits au cours des siècles suivants.

Grâce à ces hommes de grande culture, l'empire arabe comprit très tôt l'intérêt de l'instruction et hébergea des génies de la science et de la philosophie.

Non seulement l'appétence du savoir était très marquée chez les Arabes, mais ils avaient aussi besoin d'élargir leurs connaissances. Ils ne se contentèrent pas de compiler les connaissances acquises auprès des chrétiens d'Orient, mais ils enrichirent aussi les informations qu'ils avaient reçues de leurs ainés et les partagèrent avec la population.

Ainsi, l'heure était venue pour les chrétiens d'Occident de s'ouvrir aux trésors de la médecine arabe.

Le Moyen Âge

Les Arabes ont marqué de leur empreinte l'histoire de la médecine grâce à des savants au premier rang desquels : Al Tabari (783-858), l'un des premiers médecins arabes ayant reconnu l'autorité des médecins grecs ; Al Kindi (800-873), le père de la pharmacopée arabe ; Rhazès (865-925), le maître de la médecine clinique ; Avicenne (980-1023), le plus prestigieux de tous les savants ; Al Majusi (925-984), talentueux médecin dont le nom a été éclipsé par celui d'Avicenne ; Abulcasis (936-1013), le père de la chirurgie ; Alhazen (965-1038), le prodige de l'ophtalmologie ; Ibn Nafis (1221-1288), pionnier de la petite et grande circulation ; Abenguefith, Avempace, Avenzoar, Averroès… tous ont apporté à l'Occident une nouvelle vision de la santé.
Dans le même temps, en Occident, l'Europe chrétienne sommeillait dans l'obscurantisme médical. Seuls quelques moines chrétiens avaient conservé des manuscrits des grands maîtres de la médecine grecque tels qu'Hippocrate, Aristote et Galien. Ces moines vivaient en autarcie dans des monastères et avaient pour fonction de recopier les ouvrages en latin, puis de les archiver dans les bibliothèques des abbayes.
Dans toute l'Europe, la médecine était pratiquée dans le cadre religieux et les paroisses abritaient des infirmeries[1]. La pénurie de médecins fournissait l'occasion aux guérisseurs, aux charlatans et autres sorciers, de pratiquer une médecine hasardeuse, non fondée sur la science.

1 Isabelle Rougerie Rivat. *La médecine au Moyen Âge, entre croyance et science.*

L'emprise religieuse du christianisme en Europe avait maintenu au plus bas l'essor d'une médecine qui se voulait laïque[2].

C'est à partir du XIème siècle que l'art médical s'imposa progressivement dans le sud de l'Europe.

Le transfert des ouvrages de médecine arabe débuta dans le sud de l'Europe et privilégia l'Italie et l'Espagne dans l'Europe médiévale.

Le savoir médical arabe se propagea ainsi dans deux directions : en Italie par voie maritime, et en Espagne par voie terrestre. Les traductions en latin d'ouvrages médicaux écrits en arabe eurent une grande influence sur le développement de la médecine moderne.

Ainsi les XIème et XIIème siècles sont dominés par une intense activité de traduction dans toute l'Europe latine.

---

2 Stanis Perez. *Histoire des médecins*.

Constantin l'Africain

Lorsque les Arabes conquirent la Sicile et s'y installèrent entre 891 et 1091, un personnage hors du commun apparut : Constantin l'Africain. Il parlait l'arabe, le grec et l'hébreu et répandit la science médicale dans une région d'Italie privée de médecins.
Né à Carthage (Tunisie) en 1015, cet Arabe chevronné et téméraire étudia la médecine au Caire. Étant informé que les Européens n'avaient que peu de livres médicaux, il s'embarqua pour le sud de l'Italie en 1070, où il vécut le reste de sa vie.
Il s'installa tout d'abord à Salerne, ville traversée par l'histoire des conquêtes qui fut successivement envahie par les Lombards, peuples germains venus de Scandinavie, puis par les Byzantins, peuples romains d'Orient, et bien plus tard, en 891, par les Arabes qui s'y installèrent.
Cette région de culture multiconfessionnelle et multilingue offrit à Constantin l'opportunité de devenir le premier homme à traduire les manuscrits grecs et arabes en latin[3]. Il effectua plusieurs voyages en Tunisie pour dénicher des manuscrits médicaux dans les librairies de Kairouan et dans les bibliothèques de Tunis. Il chargea de nombreux ouvrages grecs et arabes sur les bateaux pour les apporter en Italie.

Arrivé à Salerne, Constantin y vécut quelque temps dans la pauvreté. Il prit alors la route vers le nord et s'installa à Cassino, un grand village distant d'une centaine de kilomètres de Salerne. Là, il travailla comme interprète mais ses revenus ne suffisaient pas à couvrir ses besoins vitaux.

---

[3] Ali Hamdan. *L'odyssée de la médecine : des rives de l'orient aux rivages de l'occident.*

C'est alors qu'il rencontra deux prêtres auxquels il dut son salut. Pour l'aider à sortir de cette mauvaise passe, ils lui proposèrent de l'héberger dans leur abbaye, située sur une colline au pied même du village : le monastère du Mont-Cassin. Constantin s'y convertit au catholicisme et devint moine en 1076.

Cette abbaye unique en son genre recelait une précieuse bibliothèque. En effet, elle conservait de très nombreux manuscrits médicaux grecs et arabes importés de Byzance. Constantin se mit à traduire les ouvrages d'Hippocrate, de Galien et de nombreux manuscrits byzantins d'auteurs tels qu'Oribase, Paul d'Égine et Alexandre de Tralles. Mais ce sont surtout les manuscrits arabes que Constantin s'attela à transcrire en latin. Grâce à son intelligence et à sa pugnacité, il développa par la suite des Écoles de traduction.

Sa qualité de médecin lui permit de prodiguer des soins médicaux au sein même du monastère.

De toutes les régions d'Italie, on se rendait à Salerne pour écouter ce médecin qui délivrait les premières recommandations d'hygiène et de santé publique.

Un hôpital se développa à partir des cours de l'École de médecine de Salerne. La proximité de cette École avec le monastère permettait aux jeunes étudiants de côtoyer de près l'autorité grandissante de Constantin. Ce dernier traduisit de très nombreux manuscrits médicaux, dont deux livres essentiels : le premier, l'*Isagoge* de Hunayn Ibn Ishaq, dont le texte en arabe était lui-même une adaptation du manuscrit de Galien, se révèle être une introduction à l'art médical. L'ouvrage présente une classification de l'anatomie du corps humain, de la physiologie et de la thérapeutique. Le second livre, le *Pantegni*, est une traduction et une adaptation de l'ouvrage d'Al-Malaki par le médecin arabe Al Majusi : il rassemble dix volumes de médecine pratique et de chirurgie.

C’est grâce aux nombreux manuscrits traduits en latin que l’École de médecine de Salerne vit le jour. De nombreux élèves sortirent de cette institution et une intense activité de traduction se poursuivit jusqu’en Italie du Nord, à Bologne et Padoue, puis se répandit en France. *L’Isagoge et le Pantegni* étaient connus à Chartres dès le XIIème siècle.
Constantin développa et transmit une grande partie de l’héritage médical grec que les Arabes avaient ressuscité au préalable. Sa renommée était telle qu’on le qualifiait alors de Maître de l’Occident. Il mourut à l’abbaye du Mont Cassin en 1087.
Pour le poète florentin Pétrarque : « *Salerne fut la source et la fontaine de la médecine, Constantin en fut le maître* ».

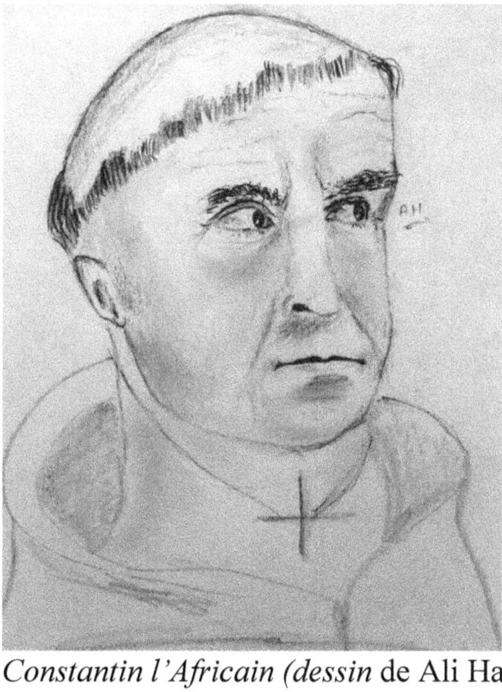

Constantin l’Africain (dessin de Ali Hamdan)

Ainsi, les premiers médecins formés à l'École de Salerne jouissaient d'une excellente réputation pour leur haut niveau de connaissances et de pratiques médicales.
L'un après l'autre, les ouvrages de Constantin furent publiés à l'École de médecine de Salerne, le plus important foyer intellectuel de l'époque, et furent commentés avec respect par les élèves.
Grâce à lui, les Européens du XIème siècle eurent accès aux connaissance médicales des Arabes[4].

4 Jacqueline Brossolet. « Constantin l'Africain », Encyclopédie Universalis.

Garioponto

Connu aussi sous le nom de Garopontus, élève de Constantin l'Africain, il fut le premier médecin à sortir de l'École de médecine de Salerne.
Il devint le premier assistant de Constantin et fut considéré comme le plus talentueux de ses collaborateurs.
Grâce à son maître, qui lui apporta la technique et la finesse des traductions médicales du grec au latin, Garioponto édita un premier livre intitulé *Passionarium,* une compilation d'Hippocrate et de Galien qui composait un atlas médical anatomique. Il jeta les bases de la langue médicale avec de nouveaux mots tels *gargarisme, guérir.*
Les ouvrages médicaux des grands maîtres grecs furent donc traduits en latin et rassemblés en cinq grands volumes.

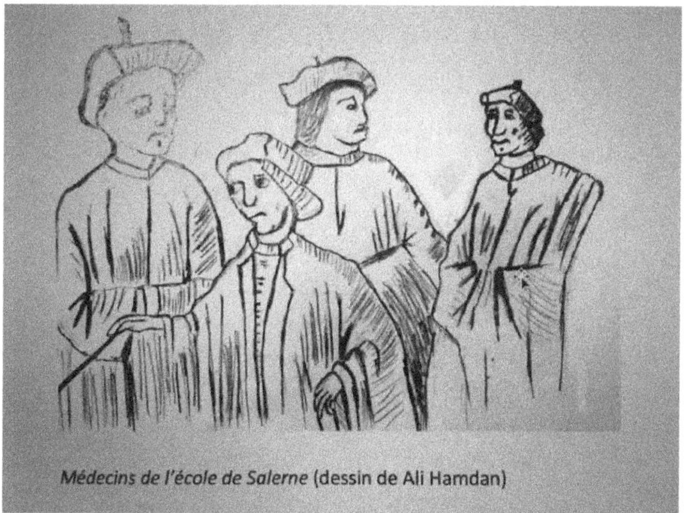
Médecins de l'école de Salerne (dessin de Ali Hamdan)

Médecins de l'École de Salerne (dessin de Ali Hamdan)

L'influence de la science médicale arabe est cependant absente chez Garioponto.
Ses écrits en latin sont en fait l'expression directe de sa pratique médicale qu'il nota au fur et à mesure de son expérience de médecin. Il décrit de manière très simple les maladies, en mettant l'accent sur les pathologies des voies urinaires, les calculs de la vessie et des reins [5].
Garioponto croisa à l'École de médecine de Salerne le premier médecin et chirurgien femme de l'Europe chrétienne : Trotula.

[5] « Garioponto ». Book Wiki.

Trotula de Salerne

Elle est connue comme la première femme médecin de l'Europe médiévale.
L'École de Salerne était la première école laïque et l'instruction médicale y était ouverte à toutes les religions et à tous les genres.
Trotula jouissait d'une autorité médicale certaine qui fit sa renommée et ses qualités humaines étaient reconnues de tous dans la région.
Ses compétences professionnelles lui permirent d'obtenir le grade de Professeur de médecine.
Elle se consacra aux maladies de l'appareil génital de la femme. Elle s'occupa de leur sexualité, ce qui n'était pas facile au XIème siècle. Elle leur apporta des recommandations sur les soins d'hygiène et de prévention.
Elle publia plusieurs manuscrits médicaux, dont le plus connu est « *Les soins des maladies des femmes* ». Elle aborda dans ce livre tous les aspects de la féminité : de l'esthétique aux maladies sexuellement transmissibles, en passant par la prévention et l'hygiène de l'appareil génital féminin. Elle y traita aussi les considérations psychologiques des pathologies graves du sexe. Les écrits de Trotula furent recopiés et expédiés dans toute l'Europe[6].
On dit qu'à sa mort, en 1097, le cortège funéraire était constitué autant de femmes que d'hommes, ce qui constituait pour l'époque un événement d'exception.

---

6 Fernand Leroy. *Histoire de naître : de l'enfantement à l'accouchement médicalisé.*

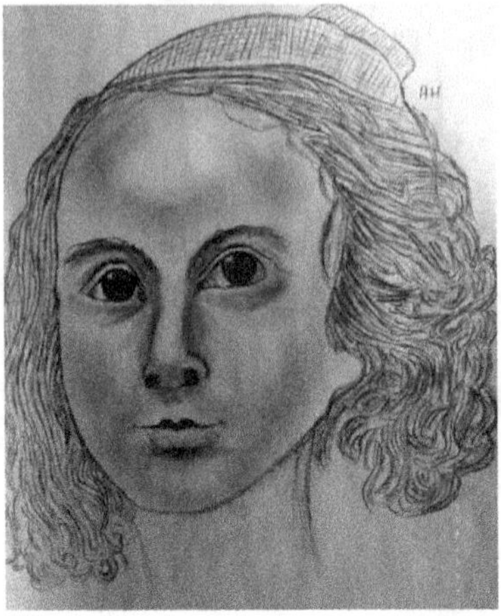

Trotula (dessin de Ali Hamdan)

Les périodes de traduction

Dans le sud de l'Europe, c'est le début de l'effervescence intellectuelle et la médecine n'est plus l'apanage des moines.
Le droit de savoir et de s'informer devient une nécessité.
Le papier se répand du Moyen-Orient en Occident, au rythme de l'expansion arabe : des fabriques sont installées en Espagne puis en Italie.
Il se développe alors des centres de transcription de l'arabe en latin dans toutes les disciplines scientifiques. À partir du XIIème siècle, de nombreux traducteurs italiens se lancent dans des entreprises privées de traduction.
Le plus renommé d'entre eux est Gérard de Sabbioneta. Il traduisit les livres arabes d'Avicenne, dont la plus célèbre compilation est le *Canon de la médecine*, et l'ouvrage du médecin Rhazes, le *Havi seu continens [Contenant de Rhazes]*.
Au XIIIème siècle, à Padoue, une des plus grandes villes d'Italie réputée pour l'art médical, Bonacosa traduisit le traité médical d'Averroès, *le Colliget*, un ouvrage qui rassemble toutes les spécialités médicales.
Jean de Capoue s'attela à la traduction du *Theisir* d'Avenzoar et Simon de Gênes traduisit, quant à lui, tous les traités de chirurgie d'Abulcasis.

Tandis que dans l'Italie de Constantin les religions monothéistes évoluaient dans un cadre harmonieux avec une société civile fondée sur le respect des cultures, l'Espagne était en proie à la reconquête chrétienne pour la reprise de la péninsule ibérique.
C'est la Reconquista, période durant laquelle les royaumes d'Espagne reprennent progressivement leurs territoires aux musulmans.

En 1085, les chrétiens découvrirent ainsi dans les bibliothèques de la ville de Tolède, devenue capitale du royaume de Castille, un trésor inépuisable de manuscrits médicaux arabes[7]. Tolède et Cordoue regroupaient ainsi plus de 600 000 volumes et ouvrages scientifiques.
Une colonie française vint s'établir dans la région de Tolède et c'est un Français, Raymond de Sauvetat, qui lança la traduction des milliers d'ouvrages arabes laissés par les musulmans.
Né dans la région d'Agen, Raymond commença les traductions de l'arabe en latin vers la fin du XIème siècle et, lorsqu'il gravit les paliers sacerdotaux de l'Église catholique jusqu'à devenir archevêque de Tolède, il fonda un collège de traducteurs.
Il prit lui-même le soin de former des jeunes gens de nationalités diverses à l'École de traduction qu'il développa.
Les transcriptions se faisaient de la langue arabe vers les langues romanes, ces dialectes issus du latin permettant de s'exprimer localement.

Tolède acquit ainsi la renommée d'un centre d'interprétation très réputé, dont les érudits connaissaient l'arabe et le latin.
Les plus célèbres d'entre eux sont Dominique Gundisalvi, un archevêque installé non loin de Madrid, et Abraham Ibn Dawd, d'origine juive, appelé aussi Avendauth ; converti au christianisme, il prendra plus tard le nom définitif de Jean d'Espagne ou Jean de Séville. Tous deux publièrent des versions latines d'Avicenne, d'Al Kindi, d'Al Fârâbî, d'Al Majusi, d'Al Biruni et d'Averroès. Toutes ces traductions ont essaimé en France et ont contribué à la renaissance de

---

7 Danielle Jacquart et Françoise Micheau. *La médecine arabe et l'Occident médiéval.*

la médecine et de la philosophie aux XIIème et XIIIème siècles.

Pendant ces deux derniers siècles, l'Europe fut parcourue par des lettrés assoiffés de connaissances. Dans toutes les régions de l'Europe médiévale, des érudits tentaient de s'instruire à la médecine venue du Levantin. Les écrits arabes furent traduits en langue castillane avant de se fixer définitivement en latin [8].

À des moments décisifs de l'histoire, les textes arabes ont pénétré l'Europe et ont permis son éveil au XIIème siècle.

L'Occident a ensuite adopté une politique de recherche intellectuelle pour rassembler les ouvrages du passé, les traduire et les assimiler.

---

[8] Lucien Leclerc. *Histoire de la médecine Arabe*, volume 2, p. 315.

Gérard de Crémone

La médecine s'impose dans l'Europe médiévale grâce à la volonté de plusieurs protagonistes, friands d'informations et de connaissances scientifiques.
Ces personnages hors du commun vont apporter à l'Europe chrétienne une nouvelle médecine qu'ils auront la charge d'enseigner.
Le premier d'entre eux est incontestablement Gérard de Crémone. Celui-ci donna à l'Europe le goût et les ingrédients nécessaires pour découvrir l'art médical moderne.
Il traduisit à lui seul autant d'ouvrages arabes que tous les autres traducteurs réunis.
Cet homme, le plus infatigable et le plus fécond des traducteurs latins[9], apprit l'arabe pendant sept ans afin de se consacrer aux traductions et y découvrir les secrets de la médecine.
Ayant observé que les Arabes avaient une abondance de livres dans toutes les disciplines et déplorant la pauvreté des ouvrages en latin, il se lança à 28 ans dans la recherche scientifique. Maitrisant désormais la langue arabe, il put entrer en communion avec l'esprit divulgué par les savants arabes.
Gérard de Crémone naît à Crémone, en Italie (1114-1187), un village situé à quelques encablures de la grande ville de Milan. Il passa sa jeunesse à observer les étoiles, à étudier leurs formes et surtout à les dénombrer. Il observa les quarante étoiles décrites dans l'*Almageste*, l'œuvre de l'astrologue grec Claude Ptolémée, un ouvrage rassemblant les plus grandes connaissances sur l'astronomie. Il devint très tôt un jeune écrivain talentueux.

---

[9] Lucien Leclerc. *Histoire de la médecine arabe*, volume 2, p. 398.

Sa curiosité pour les sciences célestes et l'intérêt qu'il portait à la médecine venue d'Orient le conduisirent à émigrer à Tolède, en Espagne, pour y découvrir la plus grande bibliothèque du monde et se nourrir sans relâche des plus grandes œuvres des savants arabes.
Ses traductions ont constitué une contribution décisive au développement de la science médicale latine médiévale. Grâce à lui, des écoles de traduction purent se développer rapidement en Espagne.
Sous l'impulsion de Gérard de Cremone, le prêtre Raymond de Peñafort ainsi que d'autres abbés apprirent l'arabe et traduisirent de très nombreux ouvrages.
Ainsi, Gilles de Santarem, s'attacha à traduire *Le secret de la guérison* du médecin arabe Rhazes[10] et Rufin d'Alexandrie traduisit un traité d'ophtalmologie, *Carnet des oculistes*, du médecin Alî Ibn Isâ.

Avicenne et Rhazes figurent ainsi au programme des étudiants en médecine aux XIIIème et XIVème siècles à Paris, Montpellier et Bologne[11], grâce aux versions latines élaborées par les traducteurs de Gérard de Crémone.

---

[10] Françoise Micheau. *Les relations des pays de l'Islam avec le monde latin.*

[11] Françoise Micheau. *Les relations des pays de l'Islam avec le monde latin*, p. 402.

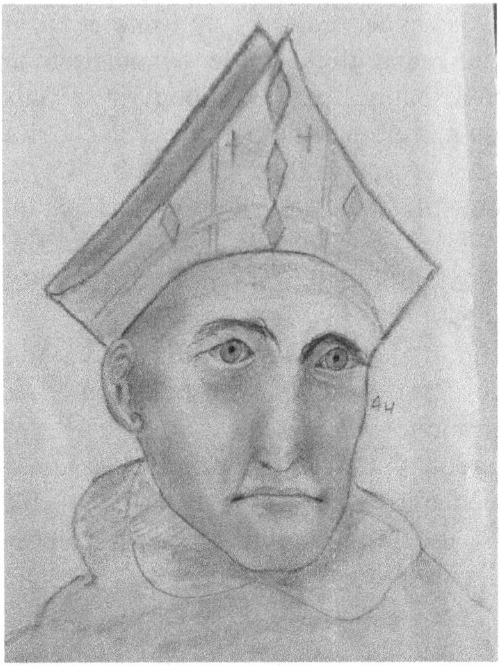

Gérard de Crémone (Dessin de Ali Hamdan)

En Espagne, le XIIème siècle fut marqué par la reconquête des troupes catholiques qui s'emparèrent des territoires occupés par les musulmans.
À la même époque, la France connut à son tour une autre Reconquista : celle des chrétiens de l'Église romaine contre les hérétiques du sud de la France qui prêchaient une vision différente du catholicisme.
Ce mouvement réformateur chrétien entra en dissidence contre l'autorité du pape à Rome. Cette nouvelle religion s'opposait à l'autorité de l'Église catholique[12], car ses adeptes rejetaient les sacrements et les dogmes de l'Église romaine et l'exubérance de ses richesses.

---

[12] Guide-Histoire/2339518-Cathares-Dates-Histoire

On appela plus tard ces révoltés les « *Cathares* », terme littéralement issu du grec *Khataros* qui signifie les « *purs* », en rapport avec leur soumission à Dieu à l'image des apôtres. La prise en charge des pauvres était un de leurs objectifs de vie. Ils étaient installés dans le sud-ouest de la France, où ils répandirent leur doctrine dont le succès fut si rapide qu'il alarma l'Église catholique. Ils prônaient une interprétation différente de la lecture des Évangiles. Ce mouvement laissa derrière lui une influence culturelle et architecturale considérable.
Pour la papauté de Rome, c'était un véritable affront contre l'Église. Pour contrer cette hérésie, le pape lança une inquisition contre cette insurrection qui dura 35 ans, de 1209 à 1244.
Après de nombreuses croisades menées sans relâche contre ces dissidents, l'Église en viendra à bout, au terme de vingt ans de conflits armés. Pour retrouver de l'autorité auprès de la population reconvertie, l'Église catholique mit en place des centres d'aide au profit des démunis. Elle développa des hospices, prémices des hôpitaux, et un projet de création d'une École de médecine.
Ainsi, en 1220, le cardinal Conrad, représentant officiel du Pape, inaugura la première École de médecine en France : la Faculté de médecine de Montpellier. Il en fixa les premiers statuts et annonça son objectif d'en faire un relai entre le centre du savoir médical de Tolède, en Espagne, et celui de Salerne, en Italie. Montpellier devint ainsi le centre de la route de la connaissance, reliant le royaume d'Aragon en Espagne, le sud-est de la France et une partie de l'Italie.
La Faculté de médecine de Montpellier est l'une des plus anciennes écoles d'Europe, faisant concurrence à celles de Chartres, de Paris et de Salerne en Italie.
Il en sortira des médecins de grande renommée, dont Arnauld de Villeneuve.

Arnauld de Villeneuve

Après Gérard de Crémone, Arnauld de Villeneuve tenta de se réapproprier les ouvrages médicaux arabes pour les traduire et les diffuser partout en Europe. Il eut la charge de l'enseignement de la médecine à la Faculté de Montpellier. Né en 1240 dans le sud de l'Espagne, dans la région de Valencia alors sous occupation arabe, Arnauld de Villeneuve se passionna dès son jeune âge pour la médecine et la théologie. L'acquisition de la langue arabe lui fut facile, puisque le sud de l'Espagne était sous domination musulmane et y resta jusqu'en 1442.
Admis à l'École de médecine de Montpellier à l'âge de vingt ans, il fut l'un des premiers Européens à assimiler les ouvrages du grand Averroès disparu un demi-siècle plus tôt.

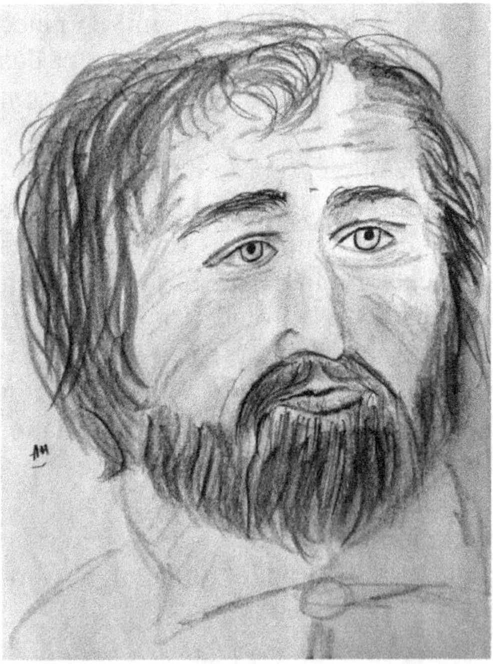

Arnauld de Villeneuve (dessin de Ali Hamdan)

Après de brillantes études, il devint professeur et enseigna à la Faculté de médecine de Montpellier dès 1291. Sa connaissance de la langue arabe lui permit de traduire de nombreux ouvrages de médecine du célèbre Avicenne, mais aussi du clinicien Rhazes, d'Al Majusi, d'Averroès et d'Avenzoar. La cohabitation avec les juifs du sud de l'Espagne et la maitrise des langues locales lui permirent de rédiger ses ouvrages en hébreu, en langue vernaculaire et en latin.

Une grande entreprise de traduction se développa au cours du XIIIème siècle dans le sud de l'Europe, essentiellement à Montpellier. Armengaud Blaise, le neveu d'Arnauld de Villeneuve s'impliqua dans le commerce des traductions et travailla avec un intermédiaire qui maitrisait la langue hébraïque[13]. Très engagé dans les débats cultuels et théologiques, Arnaud de Villeneuve entra dans l'ordre chrétien des Franciscains.
Il mourut en 1311.

[13] Françoise Micheau. *Les relations des pays de l'Islam avec le monde latin*. p. 404.

De l'obscurantisme au rayonnement

Au cours du Moyen Âge, la médecine était surtout pratiquée par le clergé [14].

Le XIIIème siècle correspond à une période prédisposant à la diffusion du savoir. On assiste à l'essor de l'agriculture, au développement des corporations dans les villes et à l'émergence de nouvelles classes sociales, les commerçants et les artisans[15]. L'éducation n'est plus réservée aux prêtres car la population doit savoir lire et écrire pour payer les impôts. L'enseignement de la médecine n'est donc plus l'apanage de l'Église : le savoir doit être partagé par le plus grand nombre de personnes.

Les premières écoles de médecine ouvrent ainsi leurs portes au début du XIIIème siècle : c'est la fin de la médecine exclusivement réservée au clergé. La démocratisation de l'enseignement médical se met progressivement en place.

Par sa situation géographique, à mi-chemin entre l'Espagne et l'Italie, Montpellier était une étape florissante puisqu'on pouvait y acquérir des œuvres anciennes et des originaux de manuscrits arabes traduits.

Si la médecine se développa rapidement grâce aux nombreux traducteurs dans toute l'Europe, la chirurgie n'apparut que quelques années plus tard. Celle-ci était en effet considérée par l'Église comme un acte de bestialité, ce qui interdisait aux moines-médecins d'inciser et de faire « couler du sang ». Seuls les barbiers, sous l'autorité du

---

14 Pr Jean-Noël Fabiani & Philippe Bercovici. *L'incroyable histoire de la médecine.*

15 Mme Isabelle Rougerie-Rivat. « La médecine au Moyen Âge, entre croyance et science ».

clergé, pratiquaient de la petite chirurgie courante[16]. Ils ne se limitaient pas à raser et à couper les cheveux, ils pratiquaient aussi l'excision d'abcès, réalisaient des saignées, réparaient des fractures et des luxations à la manière des rebouteux. Cette situation sépara durablement la médecine de la chirurgie[17].

En France, le plus célèbre des barbiers fut un certain Jean Pitard. Il obtint auprès de l'Église l'équivalence d'un diplôme de chirurgie. Il fut le premier chirurgien du roi Philippe le Bel (1268-1314). Celui-ci autorisa la création et l'organisation d'un cursus diplômant de chirurgien délivré par l'université.

Jean Pitard décida de créer une association de barbiers-chirurgiens[18].

Cette confrérie s'installa à Paris dans les locaux de l'église Saint-Côme-Saint-Damien en 1255. Elle devint le centre religieux des fondateurs de l'Académie de chirurgie, le berceau des plus grands chirurgiens français[19].

---

16 Claude d'Allaines, Jean-Edouard Clotteau. « La chirurgie », universalis.fr.

17 Pr Jean-Noël Fabiani & Philippe Bercovici. *L'incroyable histoire de la médecine*, p. 32.

18 J. A Dulaure. *Histoire de Paris*, tome 2, p. 112-113.

19 Docteur Danchez. *L'Église Saint-Côme de Paris*, 1904.

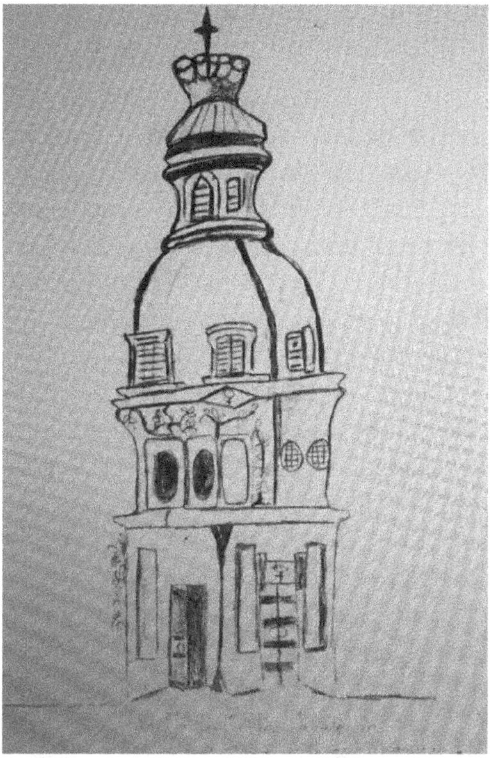

Gravure de l'amphithéâtre d'anatomie de Saint-Cosme à Paris (dessin de Ali Hamdan)

Ainsi, dans la promotion des premiers chirurgiens, apparut à la fin du XIIIème siècle un homme dont les qualités professionnelles furent remarquées en France et en Europe : Guy De Chauliac.

Guy de Chauliac

Né en 1298 dans les confins de la Lozère, Guy de Chauliac, paysan de père en fils, se fit rapidement remarquer par sa serviabilité et son intelligence. Son attrait pour la médecine le poussa à prodiguer les premiers soins dès son jeune âge.
La légende raconte qu'à l'âge de 15 ans, il soigna une adolescente qui s'était luxé le pied. C'est en prodiguant des soins avec des copeaux de bois qu'il réalisa une contention efficace de la cheville. On raconta aussi que la mère de la jeune fille, possédant de nombreuses propriétés, châtelaine d'un village de Corrèze, s'engagea à prendre en charge plus tard les études de Guy.
Vers 1300, Guy débuta donc ses études de médecine à Toulouse, puis à Montpellier.
Il devint maître en médecine en 1325.
Pour améliorer son niveau dans le domaine de l'anatomie humaine, il passa trois ans à l'École de médecine de Bologne en Italie.
En 1348, le Pape d'Avignon le réclama pour lutter contre la grande peste qui sévissait en Europe. Il l'autorisa à disséquer les corps des pestiférés : cette mesure permit au jeune chirurgien d'être parmi les précurseurs de la dissection humaine.

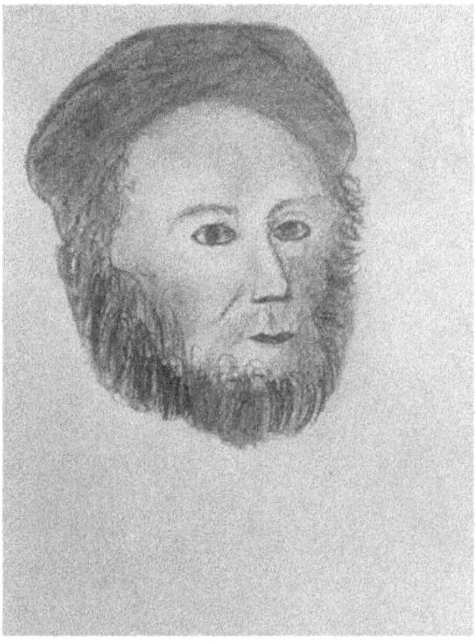
Guy de Chauliac (dessin de Ali Hamdan)

À Bologne, son maître Mondino de Liuzzi[20] lui apprit le métier de chirurgien grâce à la pratique d'un nombre important d'autopsies réalisées sur des cadavres. Mondino introduisit des cours d'analyses morphologiques et composa, en 1316, un manuel de dissection anatomique destiné à ses élèves [21]. Après une bonne formation théorique et pratique, Guy de Chauliac étudia et assimila la traduction latine[22] de Gérard de Crémone.
Il se pencha sur les écrits du chirurgien arabe Abu Al-Qasim Zahrawi surnommé Albucassis.
Son ouvrage *Al-Tasrif (La pratique)* illustre les connaissances anatomiques pour un bon apprentissage de la chirurgie.

20 Pr Jean-Noël Fabiani & Philippe Bercovici. *L'incroyable histoire de la médecine*. p. 34.
21 Rafael Mandressi. Le Regard de l'anatomiste. Dissection et invention du corps en Occident. Éditions du Seuil, septembre 2003.
22 Biographie de Guy de Chauliac, archive sur le site ac-sciences-lettres-montpellier.fr

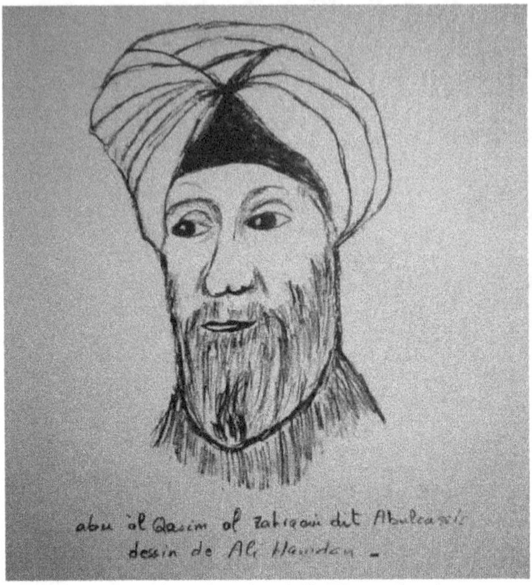

*Abulcasis (*dessin de Ali Hamdan)

Cinq grands ouvrages d'Abulcasis englobent toutes les spécialités. Ces manuscrits impressionnent par la richesse et la présentation des techniques opératoires, par l'invention des instruments chirurgicaux comme le scalpel, la curette, les écarteurs, les sondes, les crochets chirurgicaux et les speculums [23] .

Abulcasis éblouit par ses compétences particulières dans le domaine de la chirurgie ophtalmique, gynécologique et dans les techniques d'obturation des vaisseaux sanguins.

Guy de Chauliac fut l'un des premiers artisans de la transmission de la chirurgie arabe et son œuvre perdurera cinq siècles en Europe latine. Il rédigea, en 1363, un ouvrage intitulé *La grande chirurgie* [24] qui le rendit célèbre.

---

[23] Lucien Leclerc, 1861, tome 2, p. 129.

[24] Jacqueline Brossolet (archiviste et documentaliste à l'institut Pasteur, Paris). « Guy de Chauliac », Encyclopédie Universalis.

Il le présenta sous la forme de questions-réponses et il fut enseigné dans les écoles de médecine jusqu'au XVIIIème siècle.
Il meurt en 1368 près d'Avignon.

Le XVème siècle fut marqué par le début des possessions coloniales.
L'aire de navigation dépassait alors largement les pourtours de la Méditerranée et, en quelques années, l'Europe se trouva en contact avec les Amériques, mettant en concurrence les Portugais, les Espagnols, les Français, les Anglais et les Néerlandais dans la course aux colonies.
Malgré l'élégance de la forme des bateaux, les *caravelles*, et la grâce de leur voilure[25], les navires réunissaient dans les fonds de leurs cales les conditions idéales au développement de maladies transmissibles qui ravageaient bon nombre de matelots à bord.

La diffusion du savoir se faisait grâce au développement rapide du papier et la transmission des connaissances médicales se propageait dans toute l'Europe. Cependant, l'utilisation des cadavres à des fins de dissection était toujours interdite par l'Église.

Toutefois, certains hommes transgressèrent cette loi et réalisèrent des autopsies de cadavres. Ils élaborèrent ainsi des traités d'anatomie humaine.
C'est à Léonard de Vinci qui revient le mérite d'avoir posé les bases de l'anatomie descriptive. Il transmit aux premiers chirurgiens du XVIème siècle d'adopter les gestes adéquats pour une meilleure pratique médicale.

---

[25] P. Pluchon. *Histoire des médecins et des pharmaciens de Marine et des Colonies*. p. 19.

La Renaissance

Du Moyen Âge jusqu'au XVème siècle, le monde de la mer se cantonnait aux rives de la Méditerranée. C'est à la fin du XVème siècle que se produit le tournant majeur de la Renaissance, avec l'avènement des bateaux caravelles et le début de l'expansion coloniale.
Les conditions d'existence étaient pénibles sur les bateaux : médiocrité de la nourriture, absence de renouvellement de l'habillement des marins et mortalité élevée, davantage liée aux maladies qu'aux combats.
En dépit de l'apparence élégante des caravelles, ces navires de guerre réunissaient les conditions locales au développement et à la transmission d'épidémies[26].
Les hommes ne se lavaient pas pendant de longs mois et ils étaient couverts de crasse et de vermine.
Cette mauvaise hygiène des matelots entrainait des maladies graves et fréquentes.
La première est le *scorbut* qui inaugura l'ère des traversées des océans. Le manque de vivres frais sur le bateau engendrait une carence en vitamine C. Cette maladie débute par des douleurs articulaires, une inflammation des gencives et un déchaussement des dents. L'abattement caractérise la fin de la maladie.

La deuxième maladie qui fit des ravages est le *typhus*. Les rongeurs envahissaient les cales des bateaux et répandaient les poux et les puces dans les endroits exigus où dormaient les matelots.

---

[26] P. Pluchon. *Histoire des médecins et des pharmaciens de Marine et des Colonies.*

Le cabotage était fréquent. Les bateaux faisaient de fréquentes escales et déversaient leurs flots de marins dans les terres lointaines.
Après d'interminables traversées, de nouvelles maladies contractées à terre, comme l'éthylisme chronique et les maladies vénériennes[27], complétaient le tableau des troubles constatés à bord.
Les blessures causées par l'emploi des projectiles de canons[28] étaient fréquentes. À bord des bateaux, des médecins assistés de barbiers apportaient les premiers soins.

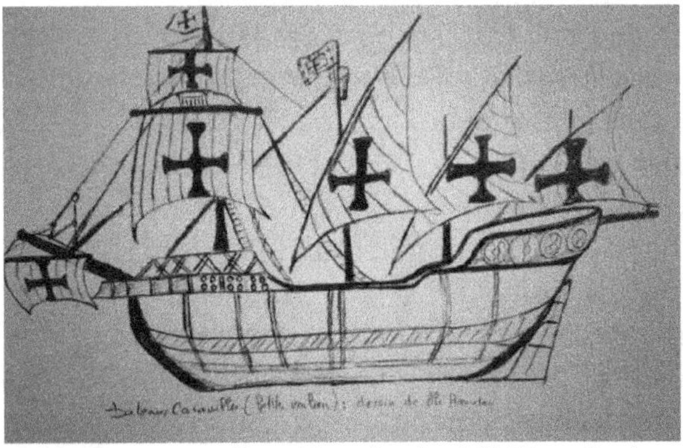

Bateaux caravelles (dessin de Ali Hamdan)

Il y avait un domaine où de bons résultats étaient obtenus : la chirurgie traumatique. Les praticiens étaient confrontés à toute une gamme de blessures. Cependant, la méconnaissance de l'anatomie humaine conduisait le plus souvent à des amputations. Les chirurgiens-barbiers

[27] P. Pluchon. *Histoire des médecins et des pharmaciens de Marine et des Colonies*. p. 15.
[28] P. Pluchon. *Histoire des médecins et des pharmaciens de Marine et des Colonies*. p. 17.

procédaient à des extractions et à des désarticulations de membres.
Pendant cette période de découvertes, des médecins italiens s'attelèrent à connaitre le corps humain et un certain nombre d'entre eux se distinguèrent par leur pugnacité. Léonard de Vinci fut le père de la description de l'anatomie humaine. L'invention de l'imprimerie permit la diffusion des connaissances scientifiques de cet illustre savant.

Léonard de Vinci

Léonard de Vinci fut le génie qui marqua son époque par son talent d'artiste-peintre, de sculpteur et d'ingénieur.
Il excella non seulement dans la peinture mais aussi dans plusieurs autres domaines dont celui du dessin.
Né en 1452 près de Florence, en Italie, Léonard de Vinci était un homme d'esprit universel. Comme les grands noms de l'antiquité, il devint un savant complet dans la tradition des humanistes grecs.
En 1489, il se lança dans un grand projet de traité d'anatomie[29] et réalisa des centaines de coupes avec annotations explicatives du corps humain.

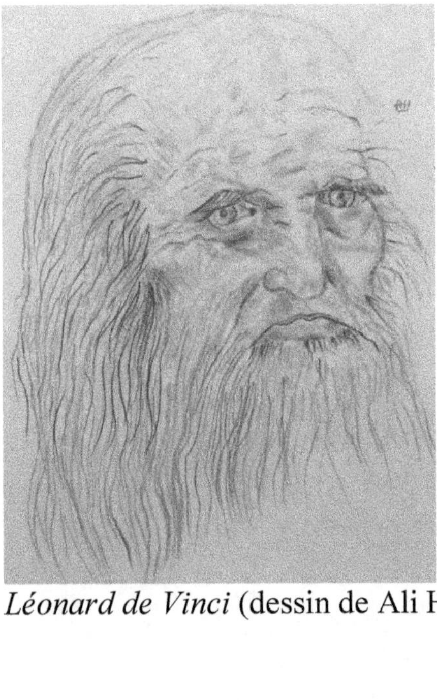

Léonard de Vinci (dessin de Ali Hamdan)

[29] Clifford A. Pickover. *Le beau livre de la médecine*, p. 66.

S'il ne fut pas médecin, il participa cependant aux progrès de la médecine en apportant des informations précises sur les coupes du corps humain.
Il posa les bases de l'anatomie grâce aux observations qu'il put recueillir à partir des dissections de cadavres[30]. Il dessina le squelette humain, les os, les muscles et les tendons.
Il détailla l'anatomie du cœur et apporta des précisons sur les coupes des artères et des veines. Grâce à ces connaissances, il contribua au développement de la médecine et améliora la pratique chirurgicale des générations futures.
Il compila un traité dans lequel toutes les coupes anatomiques sont réunies.
Léonard de Vinci chercha à comprendre le fonctionnement des muscles et des organes. Il devient ainsi le précurseur de la physiologie des muscles. Il étudia les mouvements des membres au repos et à l'effort.
Il se rapprocha de Mercantonio della Torre, professeur de médecine à l'Université de Padoue, et rassembla des centaines de planches de dessins.
Il meurt en 1519 en France, à Ambroise (Touraine). Il avait 67 ans.

---

30 Laure Fagnart. « Léonard de Vinci : la leçon d'anatomie », Fonds National de la Recherche Scientifique (F.R.S.-FNRS) de l'Université de Liège, février 2010.

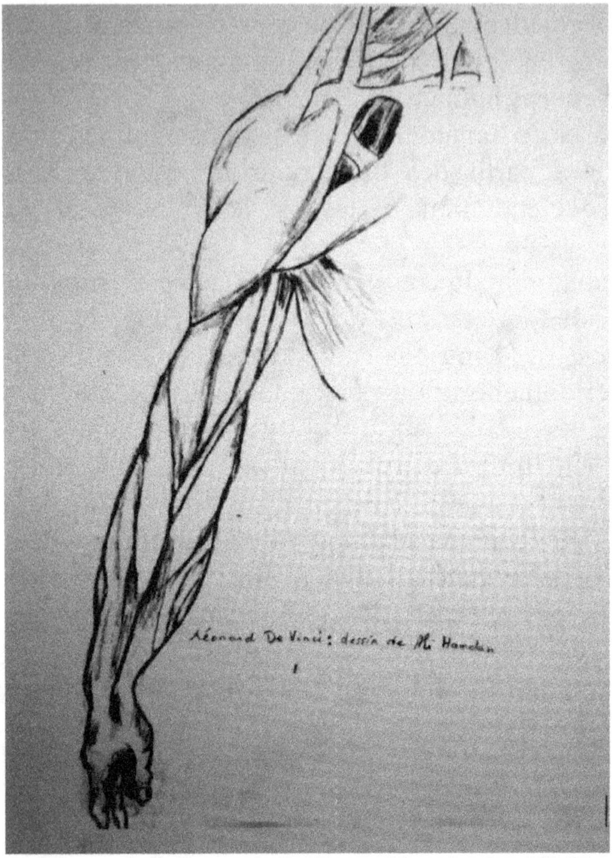

Schéma de Léonard de Vinci (dessin de Ali Hamdan)

Jacopo Berengaria da Carpi

Né à Carpi en Italie, en 1457, Jacopo Berengaria da Carpi fut un médecin Italien considéré comme l'un des plus grands anatomistes du XVème siècle.
Dès son jeune âge, il aidait son père barbier-chirurgien à pratiquer des saignées dans son atelier de dissection. Celui-ci confia son fils dès l'âge de 19 ans à l'un des meilleurs précepteurs de la région, pour qu'il reçoive une formation et une instruction complètes, incluant toutes les disciplines scientifiques. Son maître lui prédit une brillante carrière médicale.

Esprit vif, il obtint son diplôme de médecin à l'Université de Bologne, et c'est en 1489 qu'il fut nommé Professeur de médecine à Pavie, l'une des plus brillantes universités d'Europe.
Féru d'anatomie, il sera poursuivi par l'Église catholique pour apostasie, car il disséquait à tour de bras les corps de cadavres fraichement enterrés, opération toujours interdite par l'Église.
Il produisit un ouvrage médical comportant des illustrations anatomiques de dissections, qui ne fut publié qu'en 1521[31].
Son apport à l'introduction anatomique descriptive fut remarqué par les médecins de l'époque.
Il décrit aussi dans ces fascicules l'intestin grêle, le gros intestin et la partie iléo-caecale : l'appendice.

Il montra que la cloison cardiaque est étanche, sans communication entre les ventricules comme l'affirmait Galien. Il confirma ainsi les données anatomiques du savant

---

[31] R.K French. "Berengario da Carpi and the use of commentary in anatomical teaching", dans *The medical renaissance of the sixteenth century*. chap. 3, Cambridge university press, 1985.

arabe Ibn Al Nafis, à savoir que les ventricules ne communiquent pas entre eux.

Jérôme Fracastor

Né d'un père médecin, Jérôme Fracastor vit le jour à Vérone en 1478. Il s'intéressa très tôt aux études. Enfant doué, il se passionna rapidement pour les mathématiques et croisa, au cours de son parcours universitaire à Padoue, l'astronome Copernic avec qui il se lia d'amitié [c'est à lui que revient la découverte des mouvements des planètes sur elles-mêmes et autour du soleil].
Son engouement pour la philosophie le conduisit même à enseigner cette matière à Vérone pendant un an.
Son énergie et sa curiosité sans bornes lui permirent de faire des études de médecine et d'obtenir son diplôme de médecin en quelques années. Il fut l'un des promoteurs de la physiologie moderne.
Il est le premier à avoir montré le rôle contagieux de micro-organismes infectants, sans pour autant le démontrer. Il appuya la thèse d'Ibn Al Khatib, un médecin arabe andalou ayant vécu deux siècles plus tôt. Les travaux de ces deux hommes ont posé les bases de l'épidémiologie[32].

[32] Patrick Berche. *Une histoire de microbes*, John Libbey Eurotext, p. 218.

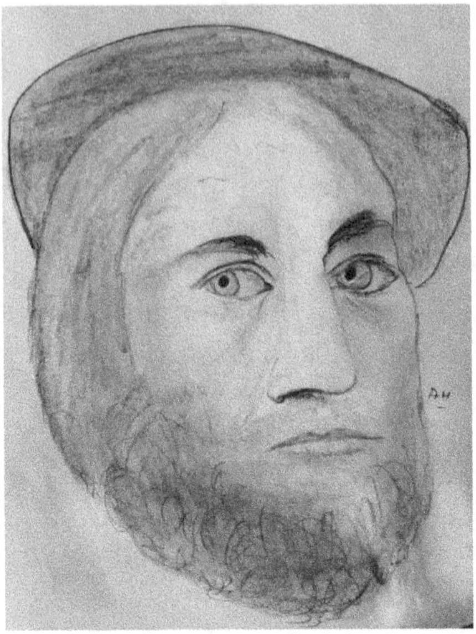

Jérôme Fracastor (dessin de Ali Hamdan)

Il écrivit plusieurs ouvrages médicaux dont trois volumes consacrés aux maladies infectieuses ; il y détermina notamment la syphilis comme une maladie sexuellement transmissible. Il mentionna la peste et la gale comme étant des maladies véhiculées par des organismes non visibles à l'œil nu. Ceci le conduisit à développer un microscope optique : le grossissement était cependant insuffisant pour confirmer la transmission par des organismes de faible taille.
C'est Antoine Van Leeuwenhoek qui développera deux siècles plus tard le microscope à fort grossissement.
Il meurt en 1553, à l'âge de 75 ans.

Le XVIème siècle fut essentiellement marqué par la découverte de l'anatomie descriptive réalisée par un certain nombre de médecins, aux premiers rangs desquels le plus

connu fut André Vésale de l'Université de Padoue. C'est dans les amphithéâtres bondés d'étudiants venant de toute l'Europe qu'il réalisa des dissections publiques de condamnés et de suicidés. Il extirpait et présentait tous les organes de la dissection pour en préciser les rapports avec les vaisseaux et les viscères.
Il se produit alors une véritable révolution des connaissances anatomiques, s'opposant aux travaux anciens de Galien.
Ces progrès permirent à la chirurgie de se développer tandis que, dans le même temps, la connaissance du fonctionnement médical de l'être humain progressait peu depuis le Moyen Âge.
En France, Ambroise Paré incarna le changement et contribua à l'essor de la chirurgie, qui devient une spécialité à part entière. C'est à lui que l'on doit la technique de fermer des artères ouvertes avec des ligatures, pour éviter les hémorragies.
Le XVIème siècle débuta avec Paracelse, qui fut une grande figure de la médecine.
Il enseigna à l'Université de Bâle et y suscita des scandales avec ses théories qui s'opposaient à celles de la médecine galénique.

Paracelse

Né en 1493, un médecin suisse du nom de Paracelse introduisit la pharmacopée moderne.
Il initia l'idée selon laquelle des produits naturels et des minéraux contiennent des principes actifs. En considérant la maladie comme une affection locale d'un organe, il ébranla définitivement les théories de Galien, selon qui les perturbations de l'âme et du souffle étaient à l'origine du déséquilibre de la santé.
Paracelse s'éleva ainsi contre la médecine classique des Grecs et des Arabes, en s'opposant essentiellement à la médecine dite *des humeurs*.

Jusqu'au XVème siècle, les maladies étaient considérées comme la conséquence des troubles *de l'humeur*, c'est-à-dire un déséquilibre entre le sang, la bile jaune, la bile noire et la lymphe. Ces quatre éléments représentaient la base de la physiologie humaine[33].
Tout déséquilibre de l'une de ses quatre « qualités » conduisait à l'apparition de maladies.

Paracelse refusa cette théorie et attribua ces dérèglements de l'organisme à des phénomènes extérieurs. Il considéra la maladie comme l'atteinte d'un organe provenant d'un agent extérieur, ce qui ébranla définitivement la théorie de la médecine de Galien ou d'Hippocrate.
Il ouvrit ainsi la voie à la physiologie expérimentale.
Il réalisa des découvertes importantes et montra l'intérêt de l'acide nitrique dans l'utilisation de réactifs en laboratoire ; il développa aussi les produits narcotiques.

---

[33] Clifford A. Pickover. *Le beau livre de la médecine*. p. 66 ; p. 70.

Il apporta une description précise de la maladie des mineurs, de la syphilis et du goitre thyroïdien[34].
Cependant, la médecine galénique continua d'être enseignée dans les écoles latines jusqu'au XVIIIème siècle.

La médecine de la Renaissance marque le début de la médecine moderne : durant cette période transitoire, des maladies émergentes comme la syphilis, l'épilepsie, les maladies psychiatriques ou la peste, bénéficièrent de médicaments et de composés naturels. Cette étape ouvre la voie à la médecine contemporaine.

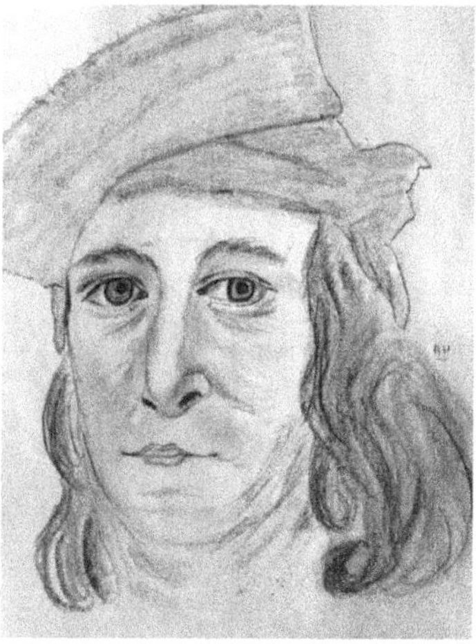

*Paracelse (*dessin de Ali Hamdan)

L'une des contributions de Paracelse fut de recenser les maladies professionnelles, en compilant la liste des maladies liées à l'utilisation des métaux.
Il fut considéré comme le père de la toxicologie et le précurseur de l'homéopathie.
Il meurt en 1541.

[34] Bernard Gorceix. Encyclopédie Universalis.

Charles Estienne

Né en 1504, Charles Estienne reçut une formation littéraire et s'engagea assez tard en médecine.
Il commença par se consacrer à l'étude des lettres anciennes avant de s'intéresser à la médecine.
La carrière médicale de cet homme fut marquée par un succès rapide et par la création d'ouvrages anatomiques.
C'est à lui que l'on doit la découverte de certains nerfs crâniens dont le nerf trijumeau, qu'il décrit avec ses trois nerfs de division : ophtalmiques, maxillaires supérieurs et mandibulaires.

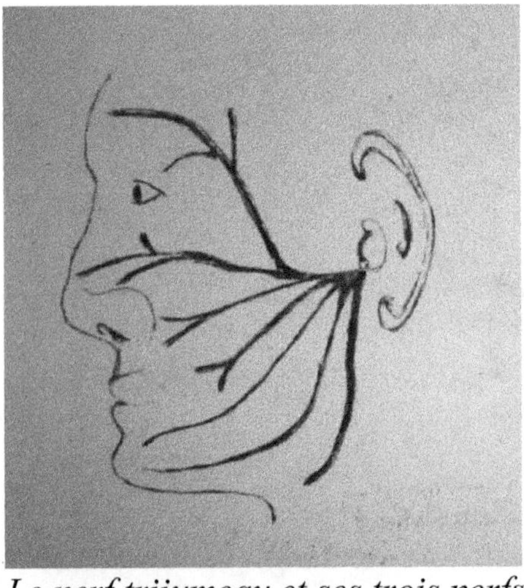

Le nerf trijumeau et ses trois nerfs de division
(Dessin de Ali Hamdan)

Il décrit également le nerf phrénique dans le diaphragme, montre le trajet du nerf sympathique dans la moelle épinière et précise sa terminaison dans les organes.
Il meurt en 1564.

Bartolomé Eustache

Né dans une petite ville d'Italie en 1510, San Severino, Bartolomé Eustache grandit dans une famille avec quatre sœurs et un frère.
Son père, qui était médecin, le poussa dans la voie médicale.
Dès que le jeune Bartolomé eut obtenu son diplôme, il intégra le monde de la noblesse italienne et devint le soignant référent auprès de la cour.
Nommé médecin d'un jeune cardinal, il demeura dix ans dans son palais.
Sa qualification d'enseignant de la médecine lui permit d'obtenir l'autorisation de disséquer des cadavres, afin de peaufiner ses connaissances anatomiques. Il était considéré comme l'un des meilleurs anatomistes à l'époque de la Renaissance. Il se consacra à l'étude des glandes surrénales, en différenciant la partie corticale de la partie médullaire. Il éblouit le monde médical par ses connaissances de l'appareil auditif et précisa avec exactitude l'anatomie de l'oreille.
Il est à l'origine de la découverte du conduit auditif entre l'oreille moyenne et l'arrière-bouche : la trompe d'Eustache.

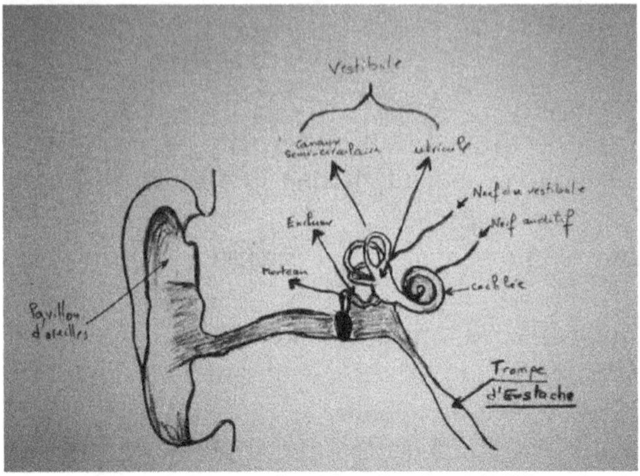

La trompe d'Eustache (dessin de Ali Hamdan)

Il fut le premier à décrire la dentition et à préciser le détail du massif facial.
Dans son *Livre des dents,* il développe les aspects anatomique, physiologique, médical et chirurgical des pathologies liées aux dents. Il décrit la morphologie de toutes les dents et leurs racines respectives[35].
Sa maitrise en matière d'anatomie de la dentition le conduisit à enseigner cette spécialité.
Il affirma haut et fort que « les connaissances acquises par la pratique de la dissection sont loin d'être inutiles pour arracher des dents en toute sécurité ».
Il meurt en 1574.

35 Micheline Ruel-Kellermann. *Bartolomeo Eustache*, octobre 2015, p. 76.

André Vésale

C'est le début de l'âge d'or de l'anatomie descriptive humaine et c'est un jeune Bruxellois d'origine allemande, André Vésale, qui inaugure l'anatomie de précision grâce la connaissance et l'enrichissement de la pratique répétée des autopsies.
La dissection humaine a procuré un bénéfice considérable à la compréhension de l'anatomie et a permis la réalisation des planches de dessins.
Né en 1514, André Vésale entreprit des études de médecine et décrocha son diplôme à l'université de Padoue.
Ses connaissances lui permirent de clarifier l'anatomie du cœur et de montrer que cet organe était constitué d'une cloison musculaire, séparant le cœur droit du cœur gauche.
Par cette affirmation, il contestait les thèses de Galien et d'Avicenne, qui avaient émis l'hypothèse d'une cloison non étanche permettant le passage du sang du ventricule droit vers le ventricule gauche.
De nombreux adversaires de cette pensée révolutionnaire s'opposèrent à lui.

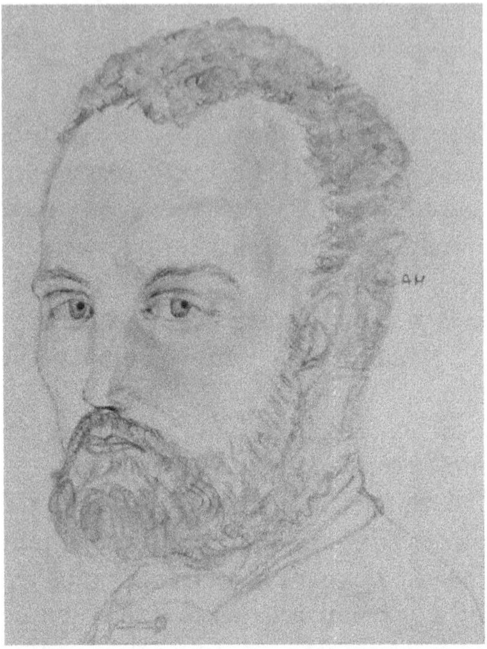

*André Vésale (*dessin de Ali Hamdan)

André Vésale publia l'ouvrage *De humani corporis fabrica [La fabrique du corps humain]* en 6 tomes, dans lesquels toute l'anatomie du corps humain est représentée avec des annotations précises. Cet ouvrage inaugure l'avènement de la chirurgie moderne grâce à la présentation et à la description de l'anatomie.

Dans le livre 1, il présente des observations anatomiques sur les os et les cartilages.
Il décrit tous les os en précisant leur signification physiologique et leur utilité dans les mouvements quotidiens.
Il parachève également la description du cœur, en particulier celle des valves mitrales et tricuspidiennes, et précise la forme conique de la valve mitrale.

Dans le livre 2, il détaille les instruments qu'il a utilisés pour disséquer les corps humains.
Il présente une série de planches anatomiques constituées d'annotations avec des liens précis sur leur fonction[36].
Dans le livre 3, il décrit les veines et les artères.
Dans le livre 4, il montre les nerfs, dont il décrit les origines et les terminaisons[37].
Le livre 5 est un ouvrage très volumineux dans lequel il illustre en détail tout l'abdomen, avec le péritoine, le foie, la vésicule et le pancréas. Il détaille le rein et les organes génitaux dont il donne une explication sur leur fonction de reproduction.
Le livre 6 reproduit l'anatomie du cœur, des poumons, du cerveau et de l'œil, dont il apporte une précision détaillée.
André Vésale meurt en 1564 d'un typhus exanthématique : il avait 50 ans.

Son successeur remettra lui aussi en question le schéma général de Galien.
Professeur d'anatomie à Padoue, successeur de Vésale en 1532, Realdo Colombo avait particulièrement étudié le contenu du thorax[38]. L'œuvre de Colombo fut connue et étudiée par les chirurgiens.

C'est le début de l'âge d'or de l'anatomie, qui devient une discipline à part entière avec un programme étayé par des bases reposant sur l'exploitation des données de l'autopsie des corps humains.

---

36 Kusukawa, Sachiko. Bibliothèque numérique de Cambridge. Récupéré le 1er août 2016.
37 M. Kemp. « Un dessin pour la Fabrica ; et quelques pensées sur les hommes musculaires Vesalius », *Antécédents médicaux*, 1970.
38 Pr Jean-Paul Bounhoure. *Histoire de la médecine.* p. 55.

D'autres anatomistes de grand renom succédèrent à André Vésale, tels Gabriele Fallopio en Italie et Ambroise Paré en France.

Gabriel Fallope

Né en 1523 dans une famille assez pauvre d'Italie, Gabriel Fallope s'intéressa tout d'abord à la botanique. Sa connaissance approfondie des végétaux lui permit de travailler dans le domaine de la reproduction des plantes.
Il fut rapidement nommé surintendant du jardin de Rome.
Ses compétences dans le domaine de l'horticulture le conduisirent à étudier les variétés de feuilles pour en dénombrer plusieurs classifications. Il proposa des applications dans le domaine de la pharmacologie.
L'intérêt qu'il portait au monde du vivant l'amena très tôt à s'intéresser à la médecine.
Grâce au pécule épargné au cours de ces années à Rome, il s'inscrivit en médecine à l'université de Padoue. Très vite, l'anatomie le passionna et ses qualités de dessinateur le servirent beaucoup dans sa spécialité. Son engouement pour l'anatomie descriptive le poussa à s'inscrire aux cours animés par le maître André Vésale.
Gabriel Fallope mena des travaux approfondis sur l'anatomie de la tête. Il détailla avec précision les os du crâne et décrivit le trajet des nerfs crâniens.
Il surpassa son maitre : on le surnomma *l'Asclépios de son siècle*[39], ou « Dieu de la médecine ».
Il n'est aucun domaine de l'anatomie humaine sur lequel il n'ait travaillé, avec un intérêt particulier porté aux organes de reproduction.
Il fut le premier à développer une étude sur la circulation sanguine du fœtus humain.
Il apporta des précisions anatomiques sur l'appareil génital féminin et c'est à lui que l'on doit le nom de « *trompes de Fallope* ». Située entre les ovaires et l'utérus, la *trompe de*

---

39 « Portrait de médecins », Gabriel Fallope.

Fallope permet à l'ovule de migrer à l'intérieur de celle-ci pour assurer la nidation de l'œuf embryonnaire.

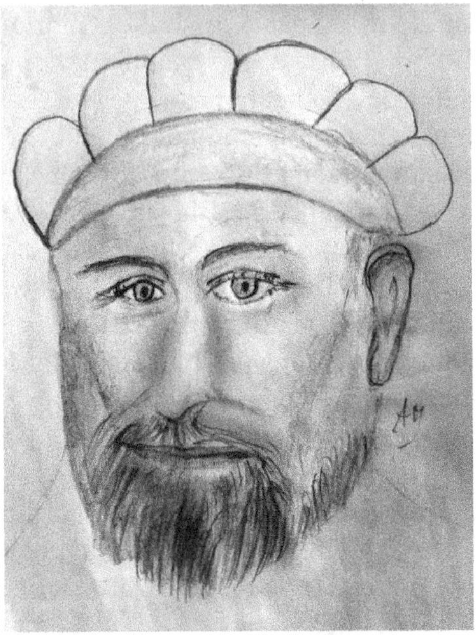

Gabriel Fallope (dessin de Ali Hamdan)

Ses connaissances en pathologie infectieuse le rendirent également célèbre.

C'est à lui que revient l'idée de ce que doit être un préservatif. Il conçut une protection de lin pour éviter les maladies sexuellement transmissibles comme la syphilis et la gonococcie.

Convaincu de l'efficacité de ce type de protection, il mena une étude sur 1100 hommes : aucun n'aurait contracté la maladie.

Il publia à Venise en 1561 son ouvrage sur les observations anatomiques du corps humain[40].

Il meurt en 1562 :il avait 39 ans.

---

40 Gabriel Gachelin. Encyclopédie Universalis.

L'Italie de la Renaissance s'illustra par de très nombreuses universités qui produisirent des médecins, des philosophes, des mathématiciens et des écrivains. Ce siècle hébergea des génies de la peinture et de la sculpture.
La France ne fut pas en reste. La Renaissance abonde de prodiges français dans toutes les disciplines. En médecine, un des premiers maîtres de la chirurgie fit son apparition au XVIème siècle : Ambroise Paré.

Ambroise Paré

Né en 1510, Ambroise Paré est le médecin qui se fit remarquer au cours du XVIème siècle. C'est une des grandes figures médicales de la fin de la Renaissance.
Il mit son talent de chirurgien au service de la population et développa des techniques novatrices, encore aujourd'hui d'actualité.
De père agriculteur, il reçut une éducation sommaire. Parti de rien, il débuta comme apprenti barbier à Angers. La dextérité de ses mouvements et l'intelligence dans son travail[41] étaient remarquées de tous.
Son sérieux attira l'attention du barbier du Comte de Laval qui l'enrôla comme apprenti : pendant plus de deux ans, il coupa les cheveux et rasa les barbes [42].
Au bout de trois ans de formation, son frère ainé, Jean Paré, barbier-chirurgien, le prit en charge comme aide-barbier et l'initia aux premiers gestes de la dissection.
Il arriva à Paris à l'âge de 19 ans. Son dévouement au service de l'homme le conduisit à l'Hôtel-Dieu, où il travailla comme aide-chirurgien, puis il devint maitre chirurgien en 1536[43].
Contrairement à ses contemporains, André Vésale, Gabriel Fallope et Bartolomé Eustache, Ambroise Paré ne fréquenta pas la prestigieuse université médicale de Padoue.
Ses qualités d'autodidacte lui permirent d'améliorer ses gestes techniques en conjuguant la théorie médicale à son talent de chirurgien.

---

41 *Ambroise Paré, le père de la chirurgie moderne.*
42 Jean-Pierre Poirier. *Ambroise Paré et la religion*, Louis Vincelet, 2005, p. 25-26.
43 Jean-Pierre Poirier. *Ambroise Paré et la religion*, Louis Vincelet, 2005, p. 16-17.

Connu pour sa grande générosité, il prodiguait des soins aux pauvres comme aux riches. Lorsqu'il fut nommé chirurgien auprès du roi France, celui-ci déclara :
— J'espère bien que tu vas mieux soigner les rois que les pauvres ?
— Non, Sire, c'est impossible.
— Et pourquoi ?
— Parce que je soigne les pauvres comme des rois [44].

Passionné par la médecine comme par la chirurgie, il se mit à développer une pharmacopée à base de plantes dont il clamait les vertus des produits qu'il avait lui-même concoctés.
Il mit au point un onguent à base de jaune d'œuf, d'huile de géranium et de térébenthine[45] dont les effets antiseptiques et antalgiques procurent de bons résultats.

---

44 M.Shah. « Premier chirurgien du Roi : The life of Ambroise Paré (1510-1590) », J R soc méd., mai 1992.
45 Jacqueline Brossollet. « Ambroise Paré ». Encyclopédie Universalis.

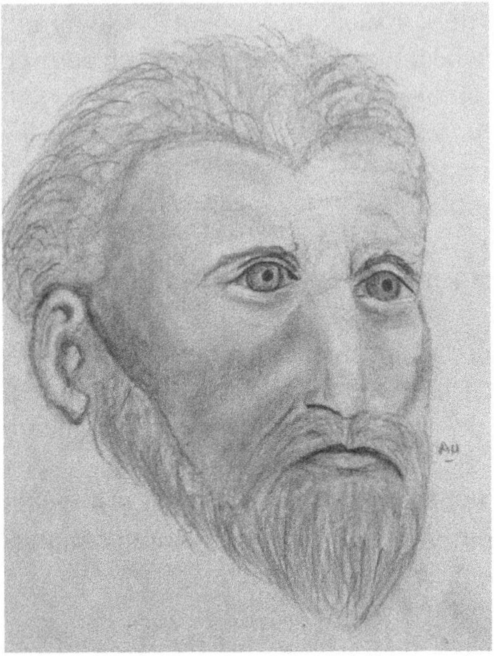

Ambroise Paré (dessin de Ali Hamdan)

À l'âge de 32 ans, on le retrouve au siège de Damvillers dans la Meuse, en Lorraine. Il y mit son savoir-faire au profit de l'armée française.

Les Espagnols, qui tenaient le centre de la ville grâce à un nouvel armement, mettaient en échec les Français qui cherchaient à reprendre le site par tous les moyens.

L'utilisation de l'arquebuse à projectiles de grenailles entrainait beaucoup de dégâts dans les rangs français. Les explosifs broyaient les parties molles des corps et déchiquetaient les vaisseaux sanguins. Les morts par hémorragies se comptaient par milliers.

Certaines plaies étaient difficiles à soigner et les gangrènes en nombre important ; les opérations d'amputation étaient réalisées sans anesthésie. Pour éviter l'hémorragie, le

chirurgien utilisait la cautérisation au fer chaud, qu'il appliquait sur le membre à découper.
Mais ce geste salvateur possédait un grand inconvénient : l'infection. Les blessés mouraient quelques jours plus tard de septicémie[46].

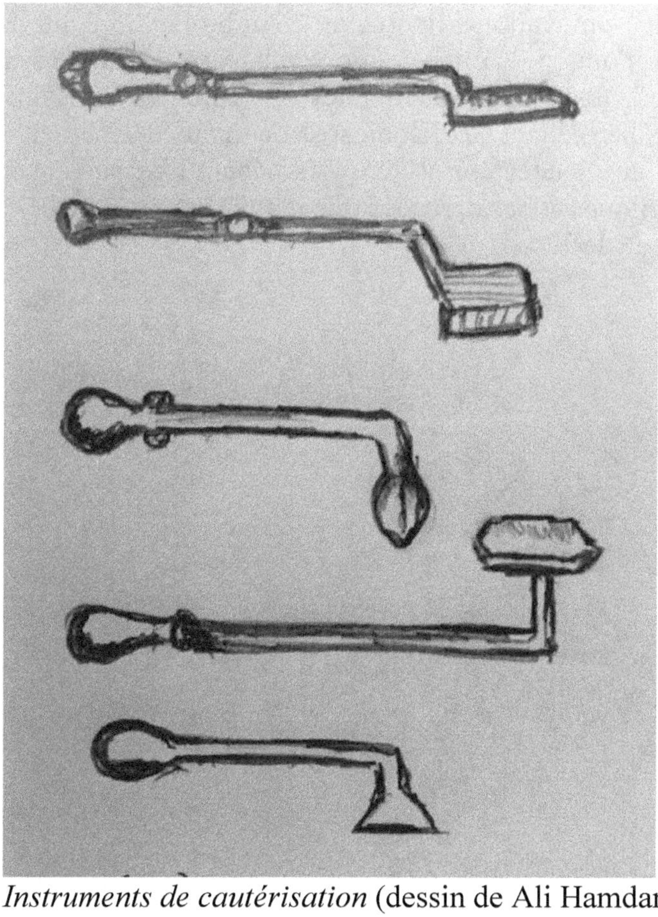
Instruments de cautérisation (dessin de Ali Hamdan)

[46] Encyclopédie Universalis.

Ces terribles échecs amenèrent Ambroise Paré à proposer un procédé qui révolutionna la chirurgie. Pour éviter autant de morts, il décida d'utiliser une technique de fermeture des artères par des fils de crin, conduisant à l'arrêt immédiat de l'hémorragie.
L'intervention, rapide, était pratique à réaliser et, surtout, la ligature empêchait la jambe de saigner.
Une autre innovation importante d'Ambroise Paré fut la mise au point de prothèses de jambes et de prothèses articulées de mains, auxquelles il adjoignit certains éléments permettant aux handicapés de mieux déambuler.
Il laissa aux jeunes chirurgiens des générations suivantes des techniques et des procédés très innovants.
Il meurt en 1590.

Girolamo Fabrici

Né en 1533 dans un village du centre de l'Italie, Girolamo Fabrici, ce jeune garçon que rien ne destinait à un avenir prometteur, devint le successeur du Pr Gabriel Fallope.
Il se vit confier un poste de professeur d'anatomie[47].
Il dirigea la chaire d'anatomie et devint en quelques années un chirurgien de référence.
Il créa à Padoue un centre de dissection humain destiné aux étudiants en médecine.
Mettant en valeur les travaux de ses prédécesseurs anatomistes, il fut le premier à décrire les veines des membres inférieurs. Il démontra l'existence des valvules permettant au sang un retour vers le cœur.

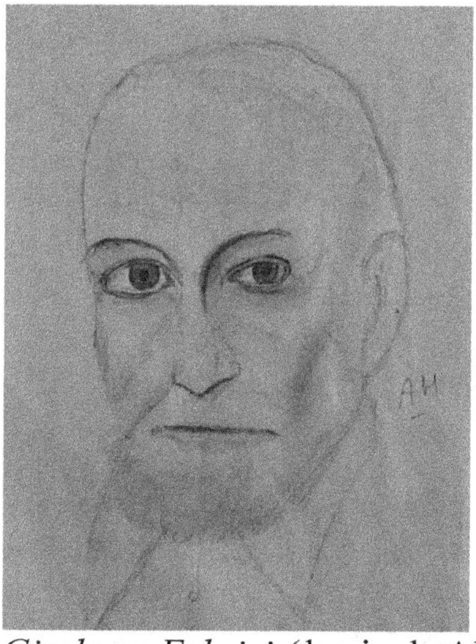

*Girolamo Fabrici (*dessin de Ali Hamdan)

[47] Jacqueline Brossollet. « Acquapendente Girolamo Fabrici, (1533-1619) ». Encyclopédie Universalis.

Il précisa le mécanisme des varices en montrant la relation entre la destruction des valvules et l'apparition de cette pathologie.
Il étudia le mécanisme de la gestation de la parturiente sans pour autant apporter des explications claires et convaincantes.
Il s'attacha à montrer le fonctionnement des muscles squelettiques et leurs rôles dans la contraction[48].
Sa réputation de pédagogue le précédait auprès des étudiants.
Il travailla beaucoup sur la circulation sanguine, et son élève William Harvey sera le premier à montrer avec précision l'existence d'une petite et d'une grande circulation.

Au XVIIème siècle, les progrès de la médecine furent marqués par d'importantes découvertes. Le chirurgien italien Gaspare Aselli constate l'existence de vaisseaux lymphatiques dans l'intestin, théorie confirmée par le Français Jean Pecquet qui démontre l'existence d'un système lymphatique.
Mais c'est surtout l'Anglais William Harvey qui découvre le fonctionnement de la circulation sanguine.
Ce renouveau de la pensée médicale entraine progressivement l'abandon des théories du Moyen Âge.
Ces révélations remettent en cause tout le dogme des théories de *l'humeur,* conception de l'école grecque antique, selon laquelle le corps humain fonctionne sur un mode équilibré de quatre éléments : chaud, froid, humide et sec.
Ce siècle fut également marqué par l'invention du microscope optique qui permet de mettre en évidence les cellules humaines, découvertes grâce à l'Italien Marcello Malpighi.

---

48 Girolamo Fabrizi. http://www.medarus.org/medecins

William Harvey

Si l'anatomie fait des progrès décisifs grâce à André Vésale, Bartolomé Eustache et Gabriel Fallope, en revanche, le fonctionnement du corps humain demeure encore mystérieux.
Les physiologistes du Moyen Âge considéraient que le foie distribuait le sang artériel et veineux en périphérie, où il était consommé[49].
L'arrivée d'un médecin anglais bouscula les idées reçues.

William Harvey fut le premier à montrer que le cœur est une pompe et qu'il existe un circuit fermé dont le cœur est au centre d'une petite et d'une grande circulation.
Né en Angleterre en 1578, ce fils de commerçant passionné de médecine débuta ses études au collège de Cambridge.
À l'âge de 20 ans, il part pour l'Italie afin de se perfectionner à la prestigieuse université de Padoue[50].

Dès son retour en Angleterre, en 1628, il décrit la véritable circulation sanguine. Après être remonté par les veines vers le ventricule droit, le sang est propulsé vers les poumons et revient vers le ventricule gauche, lequel le renvoie vers les autres organes par le biais des artères.
Avec William Harvey, la physiologie moderne venait de naître.

Il s'opposa à la physiologie galénique qui pensait que le sang en périphérie ne remontait pas vers le cœur et que celui-ci produisait de la chaleur, refroidie par la respiration.
Le cœur, nullement passif comme on le pensait jusque-là, est le moteur de cette circulation.

---

[49] Encyclopédie Universalis.
[50] Medarus.org/MédecinsTextes/Harvey

En réalité, bien avant William Harvey, la notion d'une petite et d'une grande circulation avait déjà été évoquée par le médecin arabe Ibn Nafis, mais sa découverte n'avait pas eu de suite.
Cette notion avait été reprise au XVIème siècle par Michel Servet, d'origine espagnole, qui en avait fait la remarque et attestait l'existence de deux systèmes de circulation sanguine. Son livre avait été détruit et mis au bucher par les défenseurs du protestantisme réformateur.

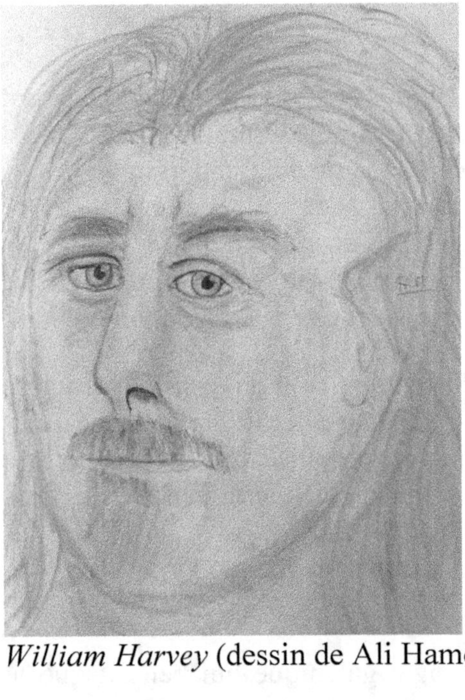

William Harvey (dessin de Ali Hamdan)

William Harvey démontra devant l'Académie de médecine que le cœur est une pompe et qu'il assure deux temps dans la contraction musculaire : une systole et une diastole.
Il affirma que les valves cardiaques participent au passage du sang dans une seule direction et il précisa le rôle des oreillettes dans le remplissage du ventricule.

Le sang, qui est expulsé du ventricule par les artères, revient au cœur par les veines.
L'enseignement traditionnel galéniste fut abandonné bien plus tard au profit du concept physiologique élaboré par William Harvey sur la petite et grande circulation.
La découverte de Harvey sera complétée par celle du circuit lymphatique, observé par le Parisien Jean Pecquet en 1651 ; la découverte des vaisseaux capillaires sera précisée par Malpighi en 1661.
William Harvey meurt le 3 juin 1657.

Jean Pecquet

Né en 1622 à Dieppe, Jean Pecquet fit ses études secondaires au collège de Clermont-Ferrand.
Il intégra le Collège Louis le Grand et obtint le grade de maître en arts de l'Académie de Paris.
À 23 ans, il s'intéressa à l'anatomie et, en 1652, il débuta ses études de médecine à Paris. Il décrocha le grade de Docteur en médecine à Montpellier[51].
Il est à l'origine de la découverte du système lymphatique, qui constitue le troisième système vasculaire à côté du système artériel et du système veineux.

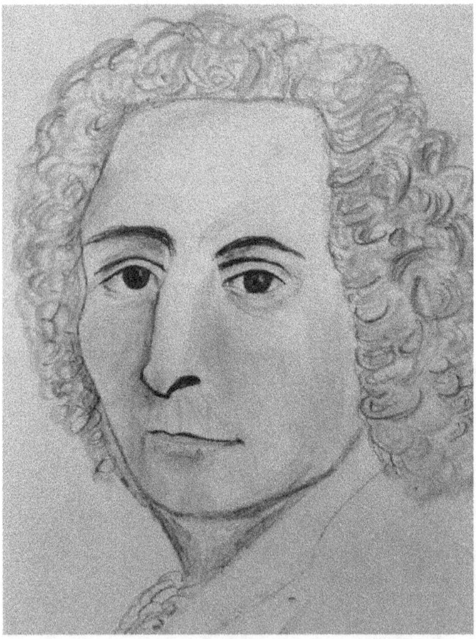
Jean Pecquet (dessin de Ali Hamdan)

---

51 Pierre Berteau. *Jean Pecquet, médecin et anatomiste du XVIIe siècle.* Portail Persée.

Pecquet montra l'existence d'un sac lymphatique situé le long de la colonne vertébrale, en regard de la deuxième vertèbre lombaire. Ce sac ou réceptacle, dénommé *citerne de chyle ou citerne de Pecquet,* contient un liquide laiteux. Ce liquide est véhiculé le long d'un système lymphatique qui se draine dans la veine sous-clavière.
Thomas Bartholin, médecin et mathématicien danois confirmera plus tard les expériences de Pecquet.
Il meurt à Paris en 1674.

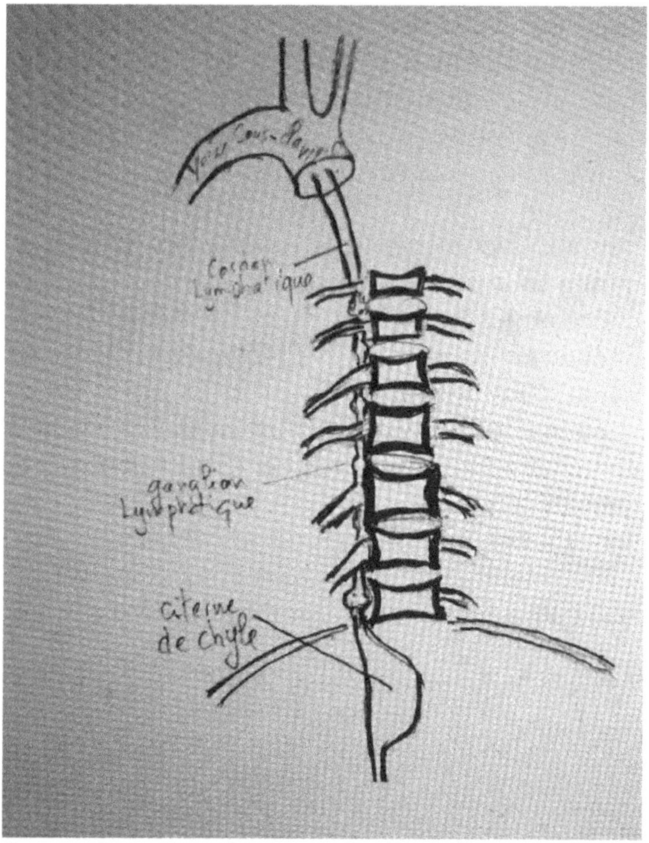

Le système lymphatique de Jean Pecquet (dessin de Ali Hamdan)

Marcello Malpighi

Né en 1628 en Italie, Marcello Malpighi entre en 1646 à l'université de Bologne. Il obtient le diplôme de docteur en médecine en 1653.

Attiré par *l'infiniment petit,* il s'engage dans les études de biologie. Selon lui, un médecin doit non seulement compléter ses connaissances en clinique mais doit aussi comprendre les phénomènes dynamiques qui circulent dans notre corps. Il est le premier à utiliser le microscope, ce qui lui permet la découverte des petites cellules. Grâce à cet instrument, il est à l'origine de nombreuses découvertes. Il identifie ainsi les cellules gustatives de la langue, montre les terminaisons nerveuses du cerveau et du nerf optique.

En 1661, il décrit le réseau capillaire qui relie les artérioles aux veinules[52]

Il s'intéresse aux globules rouges et tente d'expliquer la couleur du sang dans notre organisme.

Médecin et biologiste italien, Marcello Malpighi est incontestablement le premier à avoir procuré à la médecine une impulsion considérable et il est à l'origine de la naissance de l'histologie, une spécialité médicale destinée à la compréhension du fonctionnement normal et pathologique des cellules.

Les premiers microscopes du temps de Malpighi étaient constitués d'une lentille unique, montée dans un tube en carton, dont la puissance de grossissement ne dépassait par 50X

(Au XXème siècle, les grossissements permettent une vision 100 fois plus petite).

---

[52] Encyclopédie Universalis.

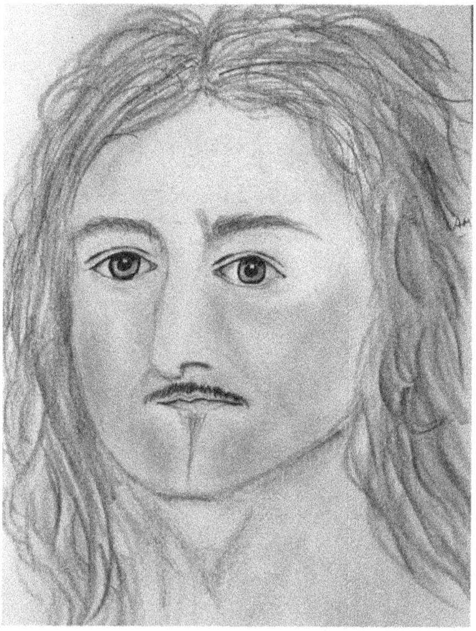

Marcello Malpighi : dessin de Ali Hamdan

Il conforta les découvertes de William Harvey sur la grande et la petite circulation.
Il décrivit les glomérules, qui sont des paquets vasculaires à l'entrée des cellules du rein et qui portent aujourd'hui son nom : les *corpuscules de Malpighi.*

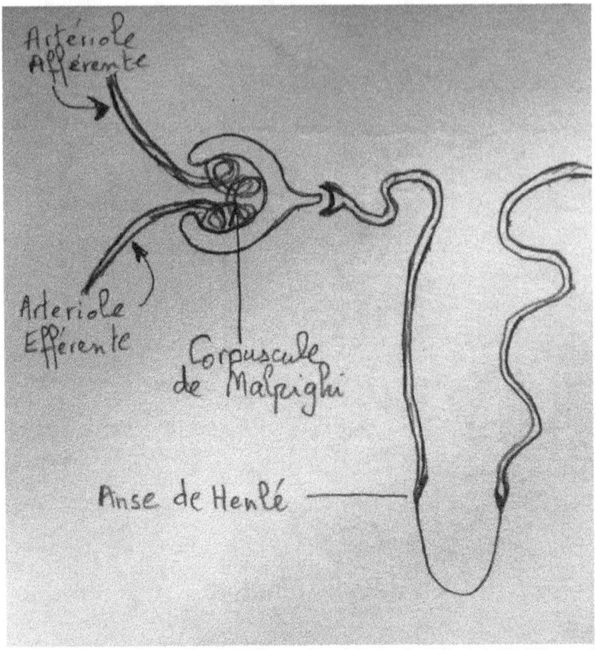

Corpuscules de Malpighi (dessin de Ali Hamdan)

Il utilisa pendant plus de 40 ans le microscope pour décrire les structures végétales et animales[53]
Il ouvrit la voie aux générations futures en matière de botanique, d'embryologie et d'anatomie humaine. Grâce à l'observation des organismes et des organes, Marcello Malpighi donna à la science médicale une impulsion considérable dont bénéficie l'époque moderne.
Dans les derniers moments de sa vie, il rencontra un jeune et talentueux médecin anglais, Sydenham Thomas, dont la formation médicale était basée sur l'observation clinique.
Marcello Malpighi meurt à Rome en 1694.

[53] Ettore Toffoletto, Alfredo Riva. Encyclopedia Universalis.

Sydenham Thomas

Né en 1624, Sydenham Thomas grandit dans le sud de l'Angleterre sur le littoral de la Manche. Il quitta très tôt le collège pour s'engager dans la première révolution anglaise, en 1646, contre les royalistes. Il servit comme soldat et se fit très vite remarquer par ses supérieurs.

Il reçut par la suite une gratification pécuniaire qui lui servit à poursuivre les études de médecine qu'il avait débutées et interrompues à Oxford. Il compléta pendant quelques temps sa formation à l'Université de Montpellier et revint s'installer à Londres.

Il était connu pour être un fin clinicien. Il avait décrit des mouvements anormaux chez des enfants ayant subi des angines répétées à streptocoques comme étant des contractions involontaires du tronc et des extrémités des membres. Cette description a pris le nom *de chorée de Sydenham.*

Sa réputation d'excellent médecin lui permit de trouver une importante clientèle et ses compétences en médecine lui ont valu le nom *d'Hippocrate d'Angleterre.*

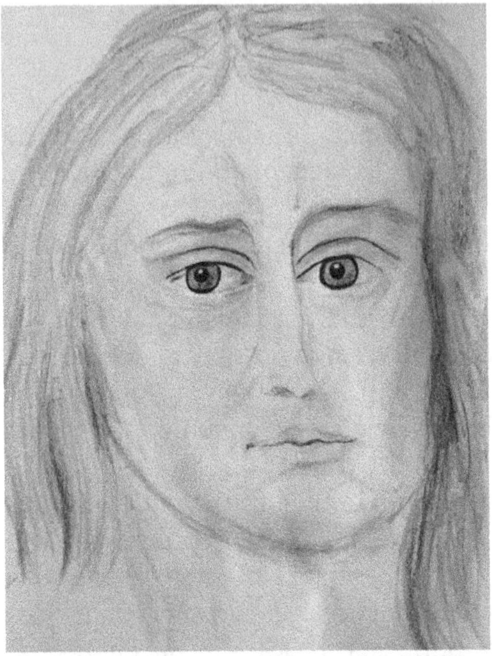

Sydenham Thomas (dessin de Ali Hamdan)

Il s'intéressa ensuite à la pharmacopée et proposa des traitements par opiacés qu'il avait lui-même concoctés, pour lutter contre les douleurs articulaires aiguës.
Il fut l'auteur de nombreuses publications dont la *Méthode pour traiter les fièvres*, avec un chapitre sur la peste. Un de ses ouvrages très connu est celui des *Observations en médecine.*
Son dernier ouvrage s'intitule *Le processus de guérison*, une esquisse de la pratique médicale où la pensée galénique reste toutefois dominante.
Outre sa notoriété de médecin, Sydenham était connu pour ses qualités intellectuelles d'observation, d'analyse et de comparaison.
Il meurt en 1689.
Si le XIIème siècle fut marqué par les progrès de l'anatomie et les avancées significatives de la physiologie, le XVIIIème

siècle est matérialisé par l'avènement de l'épidémiologie, une discipline qui étudie les maladies, leur fréquence, leur distribution dans le temps et dans l'espace, ainsi que les facteurs influant sur la santé des populations.
La science médicale progresse peu au début du XVIIIème siècle.
La médecine italienne, jadis florissante, marque un essoufflement vers la seconde moitié du siècle. La Hollande se fait remarquer par la plus célèbre faculté d'Europe : Leyde.
Les Anglais ne sont pas en reste non plus, avec de nombreux chirurgiens renommés.
Dans les universités allemandes, l'enseignement reste précaire : c'est le règne du charlatanisme et du reboutage qui se développe[54], en attendant l'arrivée de médecins illustres comme Robert Koch.
La France garde une autorité en chirurgie avec Guillaume Dupuytren, Antonin Jean Desormeaux et Jean-Pierre Bonnafont ; la physiologie s'enrichit grâce aux Français Jean-Baptiste Sénac, précurseur de la cardiologie, René Laennec, pionnier de l'auscultation cardiaque, Jean Cruveilhier et Jean-Martin Charcot, à qui on attribuera une description clinique.
On voit apparaitre, vers le milieu du siècle, les prémices d'un développement de la médecine infectieuse. À l'époque, la variole était une maladie fréquente et nombre de ceux qui contractaient la maladie en mouraient. Ceux qui survivaient étaient généralement défigurés.
Edward Jenner fut le premier à proposer une vaccination contre la variole.

Tandis que la médecine s'améliorait progressivement grâce à l'observation clinique, la chirurgie continuait de progresser.

---

[54] Imago Mundi : « La médecine au XVIIIème siècle ».

La présence d'Antonio Scarpa en Italie facilita l'abord des techniques opératoires, et celle de John Hunter permit à la médecine de renforcer la chirurgie expérimentale.

Edward Jenner

Né en 1749 à Berkeley, en Angleterre, Edward Jenner quitta son village natal pour faire des études de médecine et de chirurgie à Londres.
Il remarqua que les femmes qui trayaient les vaches avaient souvent sur les mains du pus semblable à celui que l'on observait sur les pis des vaches.
Alors que les bovidés étaient infectés par la « vaccine », une maladie qui se traduit par la production de pus autour des mamelles, les trayeuses étaient épargnées par la variole.
Il en déduisit que l'infection humaine par la vaccine conférait une immunité contre la variole.
Edward Jenner vaccina plusieurs personnes en leur injectant le pus de la vaccine et obtint des résultats très satisfaisants contre la variole[55].
La première vaccination venait de naître et ouvrait la voie à des perspectives de lutte contre d'autres maladies infectieuses.
Il meurt en 1823.

[55] Riedel Stefan, « Edward Jenner and the history of smallpox and vaccination. », *Proceedings (Baylor University. Medical Center)*, vol. 18, n° 1, 2005 jan, p. 21-5 (PMID 16200144)

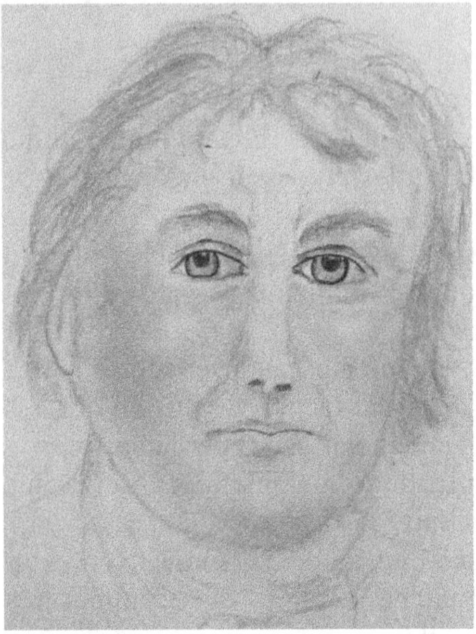
Edward Jenner (dessin de Ali Hamdan)

John Hunter

Né en 1728, dans une famille nombreuse de dix frères et sœurs, John Hunter s'intéressa rapidement à la médecine. Inscrit à l'université d'Oxford, il suivit les cours de médecine mais ne termina jamais son cursus pour obtenir son diplôme de médecin[56].
C'est son frère, gynécologue de formation, qui le poussa à pratiquer la chirurgie expérimentale. Il lui proposa une salle de dissection, où il réalisa des centaines de coupes.
C'est ainsi que ce jeune médecin non diplômé fut reconnu et ses talents de dissection remarqués du public.

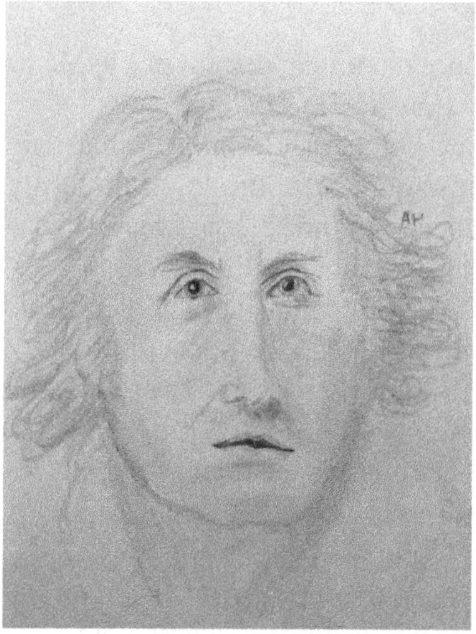

*John Hunter (*dessin de Ali Hamdan)

[56] Encyclopédie Universalis.

Il finit par donner des cours sur les principes et la pratique de la chirurgie. Il fut nommé chirurgien du roi Georges III. Il est également l'auteur de nombreuses expériences et études comparatives, à la croisée de la biologie, l'anatomie, la physiologie et la pathologie.
Parmi ces contributions, on compte de nombreuses études :
- La circulation artérielle et veineuse des membres inférieurs
- Le rôle du système lymphatique
- Les plaies par armes blanches
- Les maladies vénériennes
- Les dents et la chirurgie dentaire.

Il meurt en 1793.

En France, les Écoles de santé navale ne restent pas à l'écart des grands débats médicaux du XVIIIème siècle[57].
À la suite de Corvisart et de Bichat, l'anatomie pathologique s'impose, ainsi que la méthode clinique qui annonce la médecine moderne, fondée sur l'examen du malade et le contrôle des diagnostics par l'autopsie.
C'est l'époque de Laennec, l'un des meilleurs médecins de son temps, inventeur du stéthoscope et de l'auscultation.
On ne peut ignorer les conflits déchainés par Broussais, un ancien médecin de la marine.
Adversaire de Laennec, Broussais ramène toutes les maladies avec inflammations liées aux manifestations fonctionnelles secondaires à une gastro-entérite[58].
Au cours des derniers siècles, la médecine française domina le champ des spécialités telles que la neurologie, la

---

[57] Pierre Pluchon. Histoire des médecins et pharmaciens de Marine et des Colonies.
[58] Pierre Pluchon. *Histoire des médecins et pharmaciens de Marine et des Colonies.*

médecine infectieuse, l'urologie, la cardiologie et la chirurgie.

Jean-Nicolas Corvisart

Né en 1755 dans les Ardennes, Jean-Nicolas Corvisart devint médecin tardivement.
Rien ne le destinait à la carrière qu'il a connue. Son père, procureur auprès du roi, manifestait le désir que son fils s'oriente vers des études de droit.
Pendant sa jeunesse, il erra dans les rues de Paris à la recherche d'un enseignement conforme à ses gouts[59]. Le hasard le guida vers l'École de médecine où il assista dans un amphithéâtre à son premier cours de médecine. Il s'enthousiasma très rapidement et, en 1777, à l'âge de 22 ans, il s'inscrivit à la Faculté de médecine.
En 1782, il devint docteur en médecine. À ses débuts, il qualifia d'archaïques les cours tels qu'ils étaient enseignés dans les écoles de médecine. Médecin-chef à l'hôpital de la Charité à Paris, il avait un emploi du temps chargé et organisé.
Tous les matins, avant de faire la visite des malades, il pratiquait des séances de dissection à la morgue, accompagné de ses étudiants. Selon lui, une bonne connaissance de l'anatomie éclairait mieux les maladies auxquelles les médecins étaient confrontés. Pour être un bon médecin, disait-il, « ouvrez les cadavres, vous verrez aussitôt disparaitre l'obscurité que la seule observation n'avait pu dissiper ».
Grâce à cette méthode de travail, Corvisart excella en médecine clinique. Il est le premier médecin de son époque à montrer la différence entre les maladies cardiaques et les maladies pulmonaires. Il fait la distinction entre l'hypertrophie cardiaque et une dilatation. Il a divisé

---

[59] Paul Ganière. *Corvisart et la faculté de médecine.*

l'évolution clinique de l'insuffisance cardiaque en trois phases, et il a montré la relation de cause à effet entre les maladies valvulaires et l'insuffisance cardiaque[60].
Dans son principal ouvrage, *Essai sur les maladies du cœur et des gros vaisseaux*, publié en 1806, il enseigne la méthode de la percussion de Léopold Auenbrugger, médecin autrichien qui fut l'inventeur de cette technique[61]. L'analyse de la tonalité du son s'obtient en percutant les doigts en différents endroits du corps, permettant de saisir la différence entre le son émis par l'air et celui émis par l'eau.

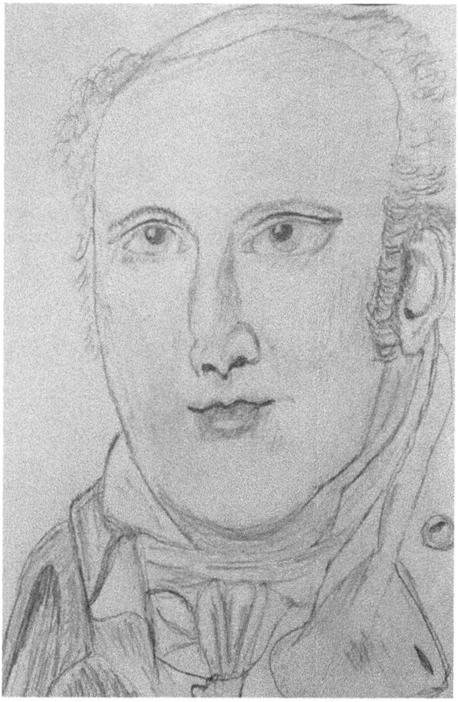

Jean-Nicolas Corvisart (dessin de Ali Hamdan)

[60] Encyclopédie Universalis.
[61] Jacqueline Brossolet. Encyclopédie Universalis.

Jean-Nicolas Corvisart contribua au rayonnement de la médecine clinique dite médecine des sens et forma toute une génération de médecins français : Bichat, Laennec, Dupuytren, Broussais, Bayle et Bouillaud.
En 1796, il est nommé professeur au Collège de France et il reçoit en juillet 1801 la consécration suprême en devenant le médecin du gouvernement par la main du général Bonaparte, Premier Consul de la République : « Je ne crois pas à la médecine, mais je crois en Corvisart », confiait Bonaparte à ses proches.
Il meurt en 1821.

François-Xavier Bichat

Né en 1771 dans le Jura, François-Xavier Bichat est issu d'une famille bourgeoise, dont le père médecin souhaitait que son fils suive ses pas.
Malgré sa courte existence (1771-1802), François-Xavier produisit en si peu de temps un nombre considérable de traités et d'ouvrages, beaucoup plus qu'en produisirent tous ses confrères réunis à la même époque.
À l'âge de 11 ans, il entra au collège des Saints-Pères à Lyon, puis il commença très jeune ses études de médecine à Paris.
Après une courte interruption dans ses études, il s'engagea dans l'armée et pratiqua de la mini chirurgie, ce qui lui valut la reconnaissance de ses hauts gradés.
En 1794, il devient le collaborateur du professeur Pierre Desault[62], l'un des meilleurs chirurgiens de France.
Il n'y a pas qu'en chirurgie qu'il se fit remarquer. En médecine, il fut l'élève du maître Jean- Nicolas Corvisart.
En s'adressant à Napoléon Bonaparte, avec lequel il entretenait des liens privilégiés, Jean-Nicolas Corvisart lui confia au sujet de Bichat : « Personne en si peu de temps n'a fait tant de choses et si bien ».
Bichat s'imposa comme une figure importante du milieu médical. Il travailla de jour comme de nuit. Il fut surpris à voler des sépultures, ce qui lui permit de réaliser plus de 600 autopsies.

---

[62] Medarus.org

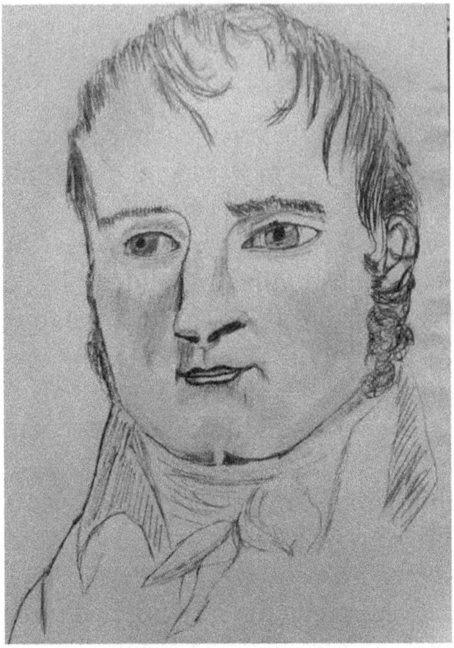

François-Xavier Bichat (Dessin de Ali Hamdan)

Il publia de nombreux ouvrages dont trois d'une importance considérable qui lui valurent le titre de Professeur de médecine.

Son premier livre est un chef-d'œuvre : il y décrit les membranes synoviales, ces enveloppes qui tapissent le cartilage et qui produisent un liquide lubrifiant possédant un rôle d'amortisseur. Il considère les tissus comme des organes, et chaque organe s'identifie :

- par une forme, c'est l'anatomie.
- par une fonction, c'est la physiologie.
- par l'état des cellules et de leurs effets pathologiques, c'est l'histologie.[63]

[63] Encyclopédie Universalis.

Son deuxième livre est un ouvrage de physiologie où sont condensées des études sur la digestion, la respiration, la circulation et la sécrétion.
Son troisième livre est un traité d'anatomie générale où figurent tous les organes essentiels.
À l'âge de 29 ans, il est nommé médecin-chef de l'Hôtel-Dieu. Il publia ensuite un fascicule sur le thème de la vie et de la mort.
Quelques semaines avant sa mort, il prononça une phrase qui resta dans les mémoires : « La vie est la somme des fonctions qui résistent à la mort. »
Une sculpture lui est consacrée à la faculté de médecine de Paris.
Il meurt en 1802. Il avait 31 ans.

René Laennec

Né en 1781 à Quimper, d'un père avocat, René-Théophile-Marie-Hyacinthe Laennec, plus connu sous le nom de René Laennec, est surement l'un des pionniers français les plus réputés de la médecine du XVIIIème siècle.
Il est le créateur du stéthoscope, instrument que tout médecin moderne utilise en routine au cours d'une visite médicale.
Sa mère mourut très tôt d'une tuberculose et son père fut incapable d'assurer son éducation. Il le confia à son frère, Guillaume Laennec, médecin-chef des hôpitaux de Nantes. Dès ce moment, sous l'influence de son oncle, René se passionne pour la médecine.[64]
Grâce à l'aide de son oncle, il entame des études de médecine sous la direction de Jean-Nicolas Corvisart qui remarque en lui un brillant clinicien.
Il est reçu docteur en médecine en 1804. Il poursuivit sa formation et obtint son diplôme d'anatomo-pathologiste.
Au cours de son cursus hospitalier, ses recherches médicales aboutirent à des résultats qui modifièrent pour longtemps la pratique de la clinique.

---

[64] Alfred Rouxeau. *Laennec*, Bailliere, Paris, 1912-1920.

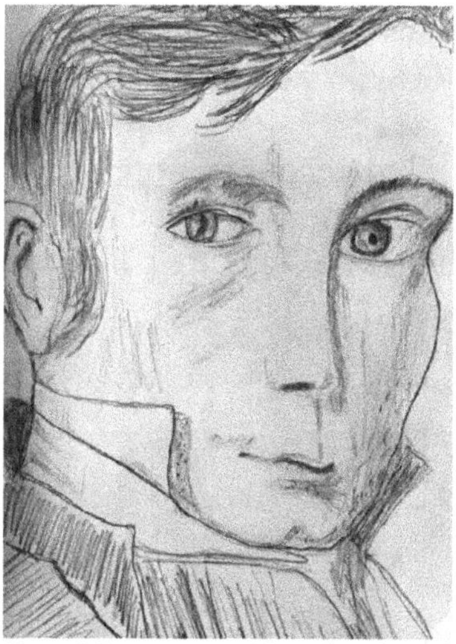
René Laennec (dessin de Ali hamdan)

Il s'intéressa de près aux différentes pathologies pulmonaires et cardiaques. À l'époque, on utilisait comme seul procédé de diagnostic la technique dite « de percussion », mise en pratique par le médecin autrichien Léopold Auenbrugger. Laennec considérait que cette technique ne suffisait pas pour obtenir un diagnostic précis de la maladie.
Il disait : *«* L'art de percuter, d'ailleurs, quoique très simple en apparence, exige pour donner des résultats réellement utiles une grande habitude et une dextérité que beaucoup d'hommes ne peuvent acquérir. »
Laennec découvre et perfectionne le procédé de l'auscultation par l'intermédiaire d'un instrument, le stéthoscope.
Dans un premier temps, il confectionna un rouleau de papier dont l'extrémité ouverte est appliquée sur la région précordiale et l'autre extrémité est placée au contact de son oreille.

Il trouva que les sons cardiaques étaient plus nets que lorsqu'on posait directement l'oreille sur la poitrine du malade.[65]
Le stéthoscope de Laennec est rapidement amélioré : c'est bientôt « un cylindre de bois d'un pied de longueur, percé en son centre d'un tube de trois lignes de diamètre [...] évasé à son extrémité à une profondeur d'un pouce et demi en forme d'entonnoir ».[66]

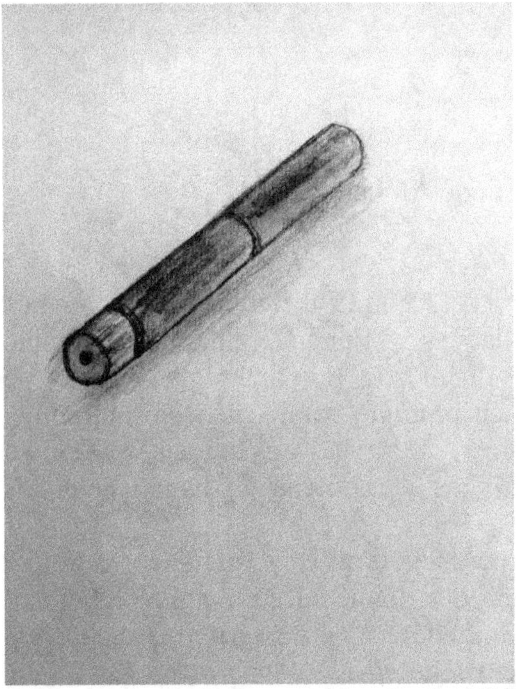

Stéthoscope de Laennec (dessin de Ali Hamdan)

[65] René Laennec. *Portraits de médecins.*
[66] Jacqueline Brossollet. Encyclopédie universalis.

Cet instrument lui a permis de discerner les différents râles pulmonaires décrits dans les annales de la médecine.
Il distingua différentes sortes de râles pulmonaires : râles ronflants, râles sibilants, râles amphoriques, râles bronchiques et râles crépitants.
Il publia son premier livre le 14 août 1818.
Il contribua à l'évolution de la médecine en étant le premier à décrire la cirrhose du foie, dite « cirrhose de Laennec ».
Il décrit aussi les « crachats perlés » qui surviennent dans les œdèmes aigus du poumon.
Il contracta la tuberculose pulmonaire. Il meurt en 1826. Il avait 45 ans.

François-Joseph-Victor Broussais

Au début du XIXème siècle, les bateaux corsaires étaient nombreux à sillonner les mers du globe. Le capitaine de bord recevait du roi de France, ou d'un souverain local, une lettre de marque ou lettre de commission, qui lui permettait d'attaquer les navires ennemis.
De nombreux médecins furent emmenés à bord de ces bateaux. François Broussais fut l'un d'eux. Il embarqua en 1796 comme chirurgien de 2ème classe sur les navires corsaires.
Sa présence sur le *Surcouf* lui permit d'amasser ses parts de prise lors des captures de plusieurs navires.
Il démissionna de la marine et il envisagea une carrière de médecin à Paris.[67]

Né à Saint-Malo en 1772, François Broussais grandit à l'époque où la France est en guerre contre tous les pays européens et que les militaires se battaient aussi bien sur terre que sur mer. Son père était chirurgien de marine et sa mère apothicaire.
À la demande de ses parents, il entra à l'École militaire des navigants de Saint-Malo et il eut pour camarade de classe l'écrivain Chateaubriand. Celui-ci le décrivit comme un bon élève, un garçon fougueux, qui se distinguait à la lutte bretonne et qui excellait dans les coups de tête.[68]
Il s'embarqua en tant que chirurgien auxiliaire ou chirurgien de 3ème classe.

---

[67] Michel Valentin, 1988. *François Broussais, empereur de la médecine : jeunesse, correspondance, vie et œuvre*. Association des amis du Musée du pays de Dinard, p. 319.
[68] Bibliothèque nationale de France.

Au lendemain de la Révolution, les chirurgiens eurent l'opportunité de faire triompher leur revendication majeure : l'égalité avec les médecins.[69]
En effet, les chirurgiens ne fréquentaient pas les facultés de médecine. Ils étaient considérés par les médecins comme un corporatisme appartenant aux barbiers du Moyen Âge.
Un médecin de Brest n'hésita pas à déclarer : « La chirurgie ne sait que détruire, la médecine ne sait que conserver, reproduire, régénérer ».
En septembre 1796, Broussais devient chirurgien de 2ème classe sur les navires corsaires.
Son projet est de suivre des cours de médecine à Paris, et pour cela il doit épargner de l'argent grâce à la capture de plusieurs bateaux.
En 1799, il envisagea une carrière de médecin plutôt que chirurgien à bord d'un bateau.
Élève de Bichat, il passe sa thèse en 1802 et rejoint Napoléon Bonaparte lors des campagnes d'Angleterre et d'Austerlitz. Il dissèque et soigne, marque essentielle d'un chirurgien et d'un médecin.

Il est nommé enseignant au Val de Grâce et il publie de nombreux traités tout en apportant son expérience lors des campagnes navales.

---

[69] Pierre Pluchon. *Histoire des médecins et pharmaciens de Marine et des Colonies*.

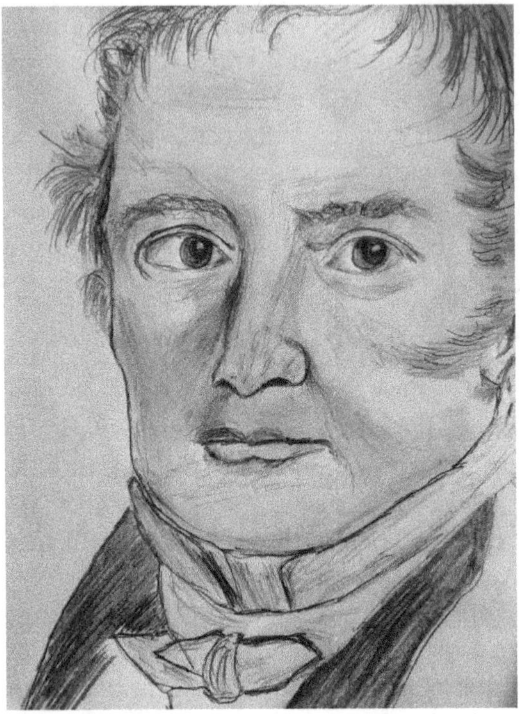

*François-Joseph Broussais (*dessin de Ali Hamdan)

Il surprend par ses idées nouvelles et montre dans ses ouvrages que les pathologies observées chez l'homme proviennent des troubles digestifs : c'est le « système broussais ».
Il soutient que tout est « inflammation ». Cette nouvelle vision de la médecine va contribuer à des polémiques avec ses confrères médecins de l'époque, notamment Laennec, avec lequel il affichait de nombreux sujets de discorde.
Ses cours se déroulent dans un amphithéâtre presque vide car les étudiants considèrent que ses cours ressemblent à de la « philosophie médicale ».

Le système Broussais est abandonné.
Il meurt en 1838.

James Parkinson

Médecin de père en fils, James Parkinson fut le premier à décrire une maladie qui portera plus tard son nom. Elle se caractérise par des tremblements des membres supérieurs, essentiellement des mains, chez des patients ayant un âge avancé.

Il décrivit cette maladie comme étant une *paralysie agitante.*

Par la suite, le neurologue français Jean-Martin Charcot lui rendit hommage et nomma la pathologie *maladie de Parkinson.*

Né en 1755, James Parkinson[70], après avoir étudié la botanique, entreprit des études de pharmacie et de médecine.

En 1788, il devint chirurgien et succéda à son père en reprenant son cabinet privé.

Sa vie professionnelle fut interrompue par une activité politique très engagée.

Partisan de la défense des pauvres, il soutint des lois en faveur d'une meilleure prise en charge des populations désœuvrées.

Il croisa sur son chemin William Whitering (1741-1799), un médecin anglais qui découvrit les propriétés de la digitale, plante fortement toxique, et contribua à améliorer l'arsenal thérapeutique : la digitale devint l'une des médications les plus utilisées en cardiologie.

---

[70] Gabriel Gachelin. Encyclopédie Universalis.

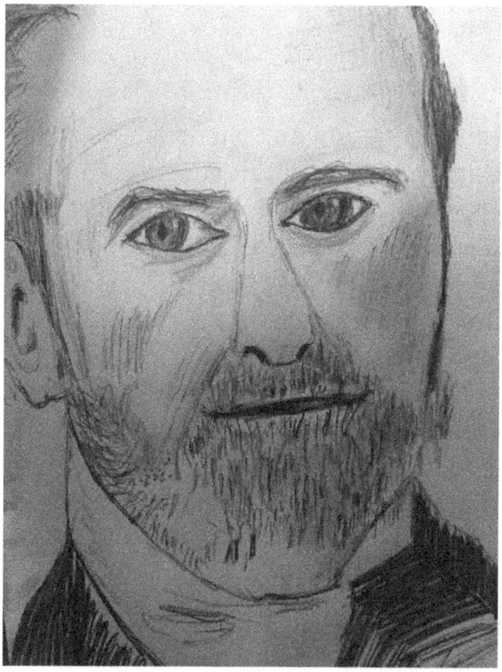
James Parkinson (Dessin de Ali Hamdan)

Suite à cette période d'engagement politique, Parkinson reprit son activité de médecin et publia plusieurs cas de patients présentant des crises de *paralysie agitante*.
Il meurt en 1824 à Londres.

Guillaume Dupuytren

Il fait partie de la même promotion que Bichat.
Son orientation exclusive vers la chirurgie lui valut l'estime de ses confrères, tant son talent de médecin fut remarqué.
Né en 1777 dans un village proche de Limoges, le petit Guillaume, alors âgé de 6 ans, fut pris en charge par le curé du village qui lui donna un enseignement en latin.
Enfant doué et intelligent, il fut rapidement remarqué par des représentants de l'enseignement qui décidèrent de lui faire poursuivre ses études au collège de la Marche, à Paris.
Étudiant en médecine, il s'intéressa très tôt à la chirurgie.
Il décrocha le concours de prosecteur (préparateur d'anatomie).[71]

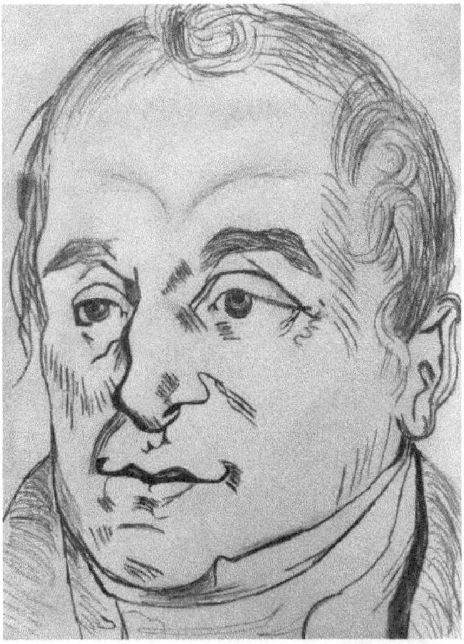

Guillaume Dupuytren (dessin de Ali Hamdan)

[71] Alain Bugnicourt. *Les principaux premiers chirurgiens ou médecin du roi.*

Il fut le premier à décrire la rétraction des doigts de la main. Cette anomalie qui porte son nom, *la maladie de Dupuytren*, se définit par une fibrose de l'enveloppe qui protège les tendons des doigts. En l'occurrence, il s'agit du fléchisseur du 4ème doigt, parfois du 5ème doigt, qui est limité par la fibrose de la gaine qui entrave sa fonction.
Succédant à Bichat, il devint chef de service de chirurgie à l'Hôtel-Dieu en 1802.
En 1832, il compila une classification des brûlures. On lui doit la description d'une particularité de fracture qui porte son nom, *la fracture de Dupuytren*, qui combine une torsion de la cheville et une fracture du tibia.
Il fut à l'origine de la première description de la luxation de la hanche et apporta son expérience dans une technique de ligature de l'artère sous-clavière.
Il meurt en 1827.

Jean- Baptiste Bouillaud

Né en 1796, Jean-Baptiste Bouillaud voit le jour dans un village près d'Angoulême et fait ses études de médecine très jeune à Paris.
Il est à l'origine de la découverte des maladies cardiaques, dont les signes cliniques surviennent à distance d'une infection de la gorge.
Il mit en relation l'apparition d'une angine et la survenue de douleurs articulaires : c'est le rhumatisme articulaire aigu qui se traduit par des gonflements douloureux, mobiles d'une articulation à l'autre, évoluant dans un contexte de fièvre.
Cette maladie porte aujourd'hui son nom : le rhumatisme articulaire aigu ou *maladie de Bouillaud.*
À partir de nombreuses autopsies, il montra que les décès étaient en rapport avec des lésions situées dans le péricarde (tunique qui enveloppe le cœur) et dans l'endocarde.[72]
Il aida dans ses recherches son maître René Laennec avec lequel il matérialisa ses recherches, en montrant le rapport entre l'inflammation et le cœur.
Il faudra attendre un siècle pour que l'on puisse établir un lien entre l'existence de microbes et ces lésions cardiaques.

---

72 Lellouch A, Rullière R. 1981. « R.-J.-H. Bertin, cardiologue (1767-1827) et son jeune interne J.-B. Bouillaud (1796-1881) », Bulletin de la Société d'Histoire de la médecine, 15(3), pp.259-264.

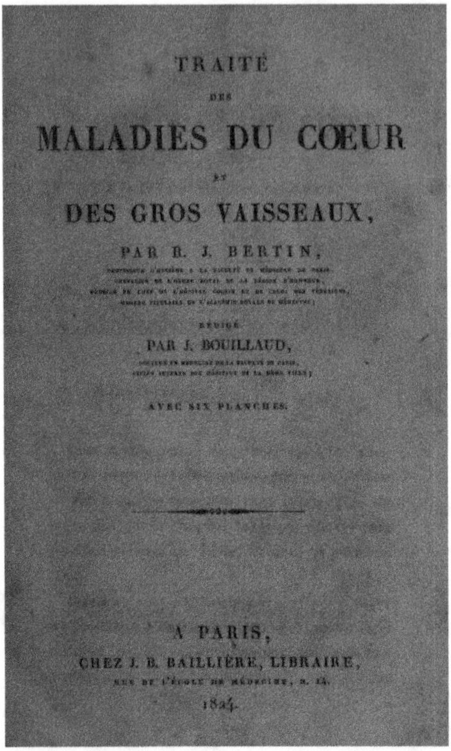
TRAITÉ

DES

MALADIES DU CŒUR

ET

DES GROS VAISSEAUX,

PAR R. J. BERTIN,

RÉDIGÉ

PAR J. BOUILLAUD,

AVEC SIX PLANCHES.

A PARIS,

CHEZ J. B. BAILLIÈRE, LIBRAIRE,

RUE DE L'ÉCOLE DE MÉDECINE, N. 14.

1824.

Maladies du cœur et des vaisseaux, traité de Jean Baptiste Bouillaud, 1824

À l'âge de 30 ans, il devient membre de l'Académie royale de médecine.

Jean-Baptiste Bouillaud fut le premier à montrer que la partie frontale du cerveau est le siège du langage. Toute lésion survenant dans cette région est responsable des troubles de la parole.

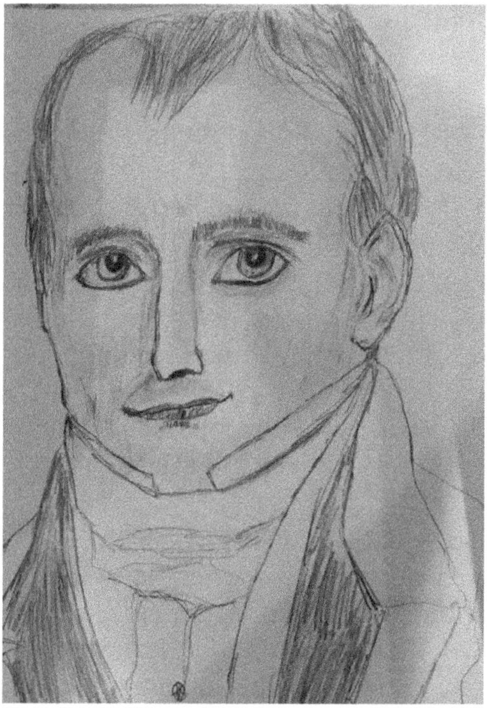
Jean-Baptiste Bouillaud (dessin de Ali Hamdan)

Il faudra attendre Paul Broca, un neurologue français, qui précisera le siège précis de la lésion cérébrale à l'origine des troubles du langage.
Jean-Baptiste Bouillaud contribua également à la publication de nombreux ouvrages.
En 1868, il est élu membre de l'Académie des sciences.
Il meurt en 1881, à Paris.

Philippe Ricord

Né à Baltimore aux États-Unis en 1800, Philippe Ricord est le fils d'un armateur français.
Il vint en France en 1820 pour compléter ses études médicales qu'il avait débutées à Philadelphie.
Il fut le premier de sa génération à décrire parfaitement les maladies vénériennes, dont la syphilis qui produisait des infirmités physiques, d'autant que les antibiotiques n'existaient pas encore.
À la suite d'un stage dans le service du Docteur Guillaume Dupuytren, Philippe Ricord fut reçu au concours de l'internat en 1822.
Il décrocha son diplôme de docteur en médecine en 1826.
Il prit en charge le service des maladies vénériennes et posa les bases de la description des trois stades qui caractérisent la syphilis.
Maladie sexuellement transmissible, elle se traduit dans un premier temps par l'ulcération initiale du pénis, puis secondairement par de petites tâches sur le torse et sur le dos.

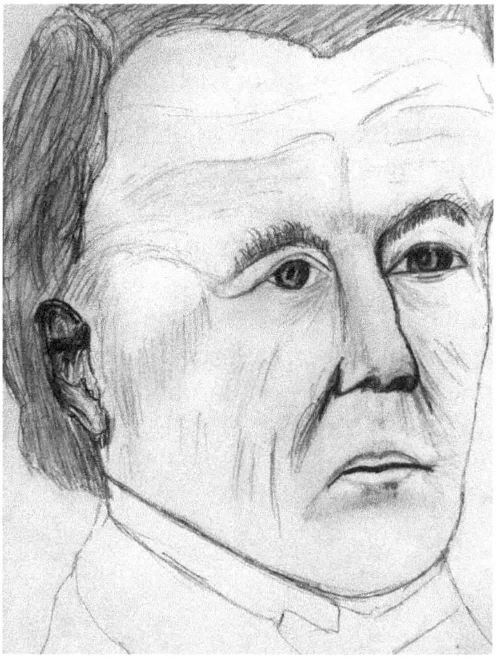
Philippe Ricord (dessin de Ali Hamdan)

Après des années de développement, la maladie se complique d'atteintes cardiaques et nerveuses.
Philippe Ricord montra que la syphilis et la gonococcie ne sont pas la même maladie.
Il fut aussi chirurgien et excella dans le domaine de la chirurgie des varices et dans l'apport de nouveaux procédés opératoires.

Il publia de nombreux ouvrages sur les maladies vénériennes et sur l'apport de techniques opératoires.
Il meurt en 1889 à Paris.

Jean-Pierre Bonnafont

Jean-Pierre Bonnafont est le fondateur de l'ORL, spécialité médicale qui s'occupe de l'oreille et de la gorge.
Il est à l'origine de la découverte de l'otoscope, appareil servant à examiner l'intérieur de l'oreille en visualisant le tympan. Celui-ci est une membrane qui sépare l'oreille moyenne de l'oreille interne.
Né en 1805, Jean -Pierre Bonnafont est issu d'une famille modeste. Dès son jeune âge, il est pris en charge par son parrain qui est médecin, le Dr Maur[73].

[73] Bonnafont Jean-Pierre dans Michel Dupont. *Dictionnaire historique de médecins dans et hors de la médecine*, Paris, Larousse-Bordas, 1999.

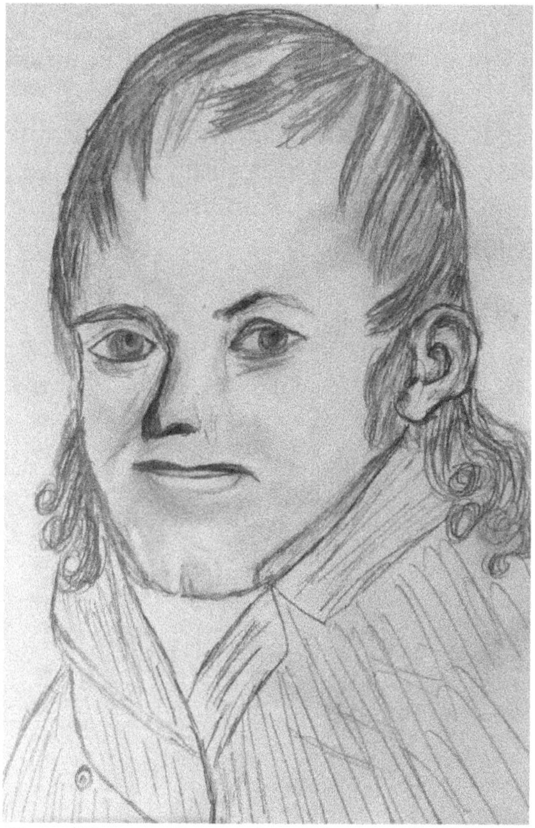
Jean-Pierre Bonnafont (dessin de Ali Hamdan)

Après un passage au lycée Louis le Grand à Paris, il commença ses études de médecine en 1828.
En 1830, il sert la prise d'Alger en occupant le poste d'ambulancier.
En 1834, il obtient son doctorat en médecine et il est reconnu comme spécialiste de l'oreille pour ses nombreux travaux dans ce domaine.
Il innove en matière de chirurgie. Il crée *l'aération tympanique*, connue sous le nom usuel de diabolo ou de yoyo : c'est un dispositif que l'on insère dans la membrane

tympanique pour évacuer du liquide prisonnier dans la cavité interne de l'oreille interne. Il s'agit d'un drain tympanique.
Il décrit des procédés d'opérations chirurgicales, détaille l'anatomie de la trompe d'Eustache et la surdité qui peut en résulter en cas de lésions de ce conduit auditif.
Il meurt en 1891.

Antonin Jean Desormeaux

Antonin Jean Desormeaux s'imposa comme le père de l'urologie et il innova en matière d'endoscopie urétrale.
Né en 1815, descendant d'une famille de médecin, il ne tarda pas à s'engager dans la profession médicale.
Il devint externe chez Philippe Ricord[74].
En 1839, il fut nommé interne des hôpitaux de Paris et fut reçu docteur en médecine le 9 août 1844.
Il fut le premier à explorer l'urètre masculin grâce à l'utilisation d'un instrument optique permettant de mettre en évidence des pathologies liées au rétrécissement de l'urètre, la voie d'écoulement de l'urine.

[74] Association Française de l'urologie, Maison de l'urologie.

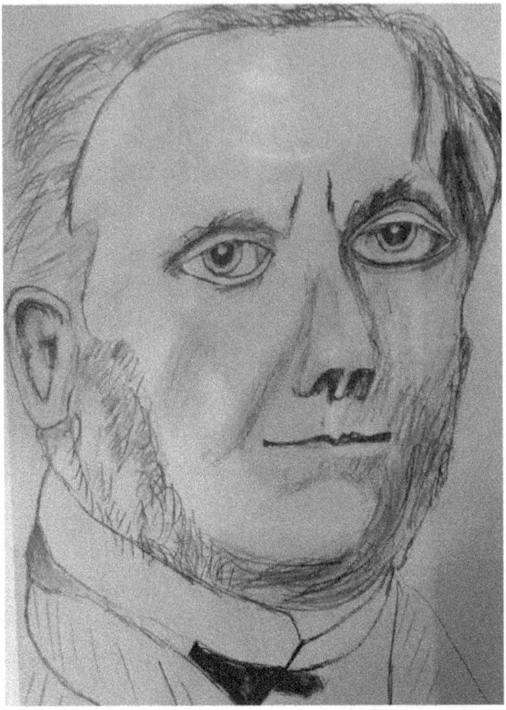

Antonin Jean Desormeaux (dessin de Ali Hamdan)

En 1849, il devint chirurgien des hôpitaux et, en 1856, il occupa la chefferie de la maternité de Port-Royal à Paris.
Il est l'inventeur de la lithotritie par voie endoscopique, une technique visant à éliminer les calculs vésicaux ou urétraux.

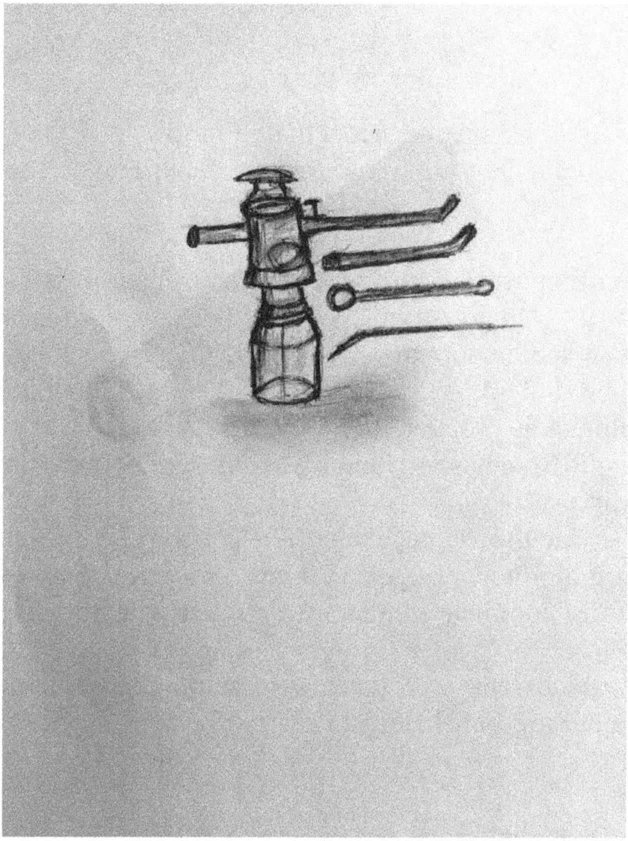
Endoscope de Desormeaux (Dessin de Ali Hamdan)

L'avènement de l'endoscopie permit d'explorer la vessie, d'y découvrir des polypes, des tumeurs et des diverticules. Desormeaux est le premier médecin à confirmer que l'infection de l'urètre est le fait d'une contamination, mais il ne peut apporter la preuve du germe responsable.
Il faudra attendre les idées de Louis Pasteur pour montrer que l'infection est en rapport avec une bactérie ou un virus.
L'endoscope de Desormeaux subira des modifications et des innovations qui se multiplieront au cours du siècle.
Il meurt en 1894.

Paul Broca

Paul Broca fut le plus jeune médecin de France.
À 20 ans, il était déjà diplômé docteur de la Faculté de médecine de Paris.

Éminent neurologue, il découvrit le centre de la parole dans le cerveau. Il s'intéressa aussi à l'étude des groupes humains, non seulement sous l'aspect médical mais aussi culturel et sociologique, ce qui lui conféra un statut d'anthropologue de premier rang.
Né en 1824, il fut dès son jeune âge considéré comme un enfant prodige.
Il intégra la faculté de médecine à l'âge de 17 ans et décrocha son diplôme à l'âge de 20 ans[75], l'âge auquel ses contemporains commençaient leurs premières années de médecine.
À 29 ans, il devient professeur agrégé de médecine à l'hôpital de la Pitié-Salpêtrière à Paris.

---

[75] Daniel Fredy. *Paul Broca.* Histoire des sciences médicales.

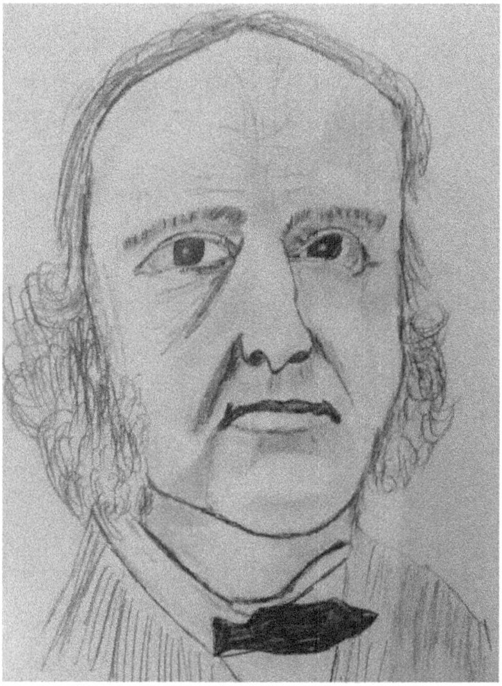
*Paul Broca (*dessin de Ali Hamdan)

Lors d'une autopsie qu'il mena sur l'un de ses malades ayant développé une hémiplégie droite et qui était atteint de troubles du langage, il constata des lésions d'une partie du lobe du cerveau gauche. Il en conclut que cette région de l'encéphale était le centre de la parole.
Elle porte toujours son nom : aire ou circonvolution de Broca.

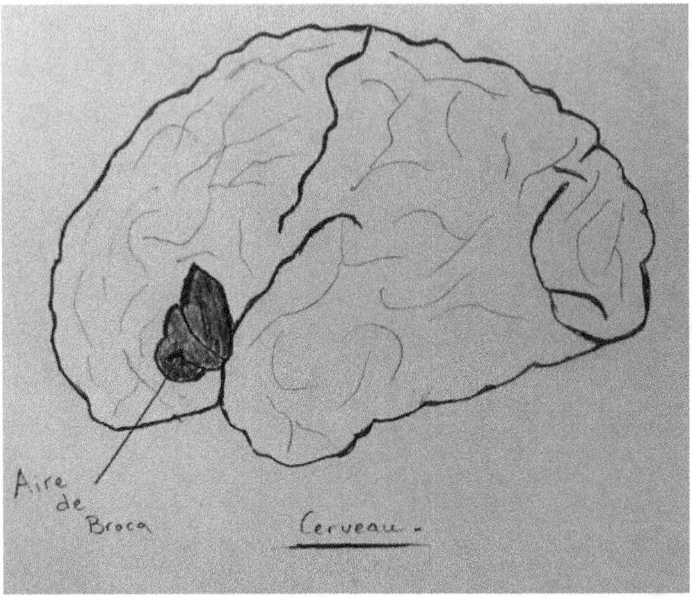

Aire de Broca, image du cerveau (dessin de Ali Hamdan)

Il fut l'un des pionniers de l'anthropologie médicale et en assura la promotion en créant en 1860 la Société d'Anthropologie de Paris.
Critiqué pour ses positions scientifiques racistes[76], affirmant qu'il existait une relation entre l'anatomie du crâne et l'intelligence, Paul Broca entreprit de comparer les crânes des sociétés primitives à ceux de la race blanche.
Partant du principe que le poids du cerveau de l'homme est supérieur à celui de la femme, il tenta de démontrer que celle-ci était moins intelligente que l'homme[77].
Il fut victime d'une rupture d'anévrisme à Paris.
Il meurt en 1880 ; son cerveau est conservé au Musée d'anthropologie nationale d'histoire naturelle.

[76] Bulletin de la Société française d'Anthropologie.
[77] Catherine Vidal. *Cerveau, sexe, et préjugés - Cerveau, hormones et sexes : des différences en question*, 2012. pp. 11-28.

L'histoire ne dit pas si la taille de son cerveau est supérieure à la moyenne.

Louis Pasteur

L'année 1822 est marquée par la naissance d'un géant de la chimie : Louis Pasteur.
Il est sans doute l'un des médecins les plus populaires dont la contribution a bouleversé le monde médical et a conduit à la médecine moderne.
Pasteur mena les premières études sur l'acide tartrique. Il montra l'importance de son utilisation et sa contribution à de nombreuses applications industrielles et médicales.
Ses études portant sur l'orientation de la lumière traversant des cristaux d'acide ont permis par hasard à Pasteur d'explorer le processus de fermentation alcoolique et, plus tard, la découverte des micro-organismes.
Né le 27 décembre 1822, à Dôle, en Franche-Comté, Louis Pasteur était le fils de Jean-Joseph Pasteur, installé à Arbois, village situé à 48 kilomètres de Besançon. Ancien sergent au service de l'empereur Louis-Napoléon Bonaparte, le père se convertit au métier de tanneur.
Le petit Louis était un bon élève et manifestait un gout prononcé pour le dessin.
Le maître d'école du collège d'Arbois devina chez ce garçon de 13 ans un avenir brillant[78].
En août 1840, il fut reçu bachelier es lettres à Besançon.
Après avoir suivi des cours de mathématiques, Pasteur présenta à nouveau le baccalauréat es sciences mathématiques et décrocha son diplôme en août 1842.

[78] Vallery-Radot (petit-fils de Louis Pasteur). *Pasteur*.

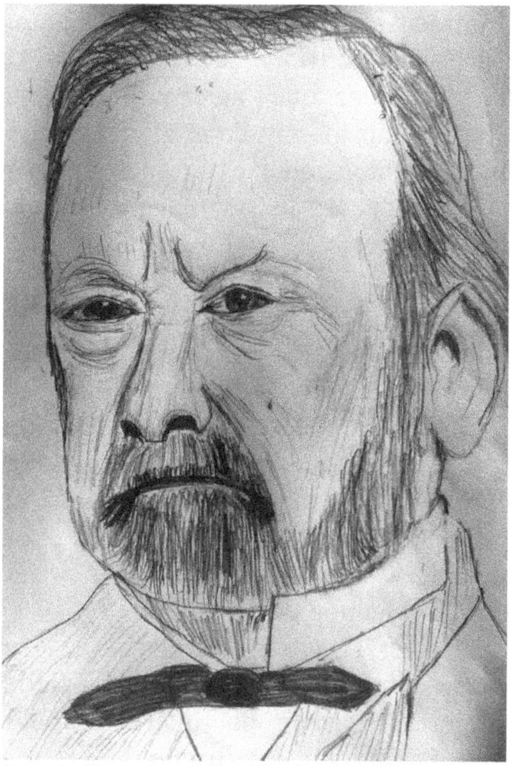

Louis Pasteur (dessin de Ali Hamdan)

En 1846, Louis Pasteur a 24 ans. Jeune chercheur à l'École Normale de la rue d'Ulm, il se destine à devenir chimiste et se passionne pour un mystère qui alarmait les scientifiques de son époque : l'énigme de l'acide paratartrique.
Cette découverte allait faire de Pasteur l'un des savants les plus connus au monde.
Pourtant, pour les chimistes du XIXème siècle, rien ne différencie l'acide tartrique de l'acide paratartrique, puisqu'ils sont composés exactement des mêmes éléments et dans les mêmes proportions. Cependant, Pasteur montra que ces deux molécules produisent des effets différents sur la lumière.

Quand une source lumineuse émet de la lumière sur un liquide contenant de l'acide tartrique, celle-ci dévie la lumière à droite ou à gauche, alors que l'acide paratartrique ne produit aucun effet. Pasteur montra donc que ces deux acides sont dissemblables, alors que les atomes qui les composent sont identiques, et qu'ils sont agencés dans l'espace de manière différente : c'est la dissymétrie moléculaire.
Au début du XIXème siècle, l'Alsacien Charles Kestner développa une usine de colorants de synthèse pour blanchir des toiles. C'est grâce à la culture de la vigne, dont les récoltes fournissaient une quantité considérable d'acide tartrique contenue dans le raisin, que cet industriel alsacien développa dans les Vosges une industrie textile (filature et tissage du coton). Il utilisait cet acide comme colorant pour blanchir des toiles destinées à la peinture. Un événement imprévu vint troubler la production de cet acide.
En effet, pendant l'hiver, l'acide paratartrique se développait à côté de l'acide tartrique et rendait difficile l'usage du produit colorant. Pasteur put intervenir pour séparer l'acide tartrique de l'acide paratartrique.[79]
Cette constatation eut des conséquences importantes sur d'autres découvertes que Pasteur fut amené à élucider.
De la lumière à la fermentation, des micro-organismes à la transmission des maladies, il n'y avait alors qu'un pas.
Pasteur s'orienta ainsi de la chimie vers les sciences de la vie. Les êtres vivants ne consomment ou ne produisent que des molécules optiquement (lumière) actives.
De cette constatation physico-chimique, Pasteur découvrit le rôle des micro-organismes actifs sur les fermentations.
Il mit en évidence l'interaction entre un ferment (micro-organisme) qui se nourrit d'un produit fermentescible

---

[79] Drout M, Rohmer A, Stoskopi N. La fabrique de produits chimiques Thann et Mulhouse. *Histoire d'une entreprise de 1808 à nos jours*. 1991. La Nuée Bleue, Strasbourg.

(sucre) et les micro-organismes. De cette transformation, on obtient les produits de la fermentation (alcool et gaz carbonique). Il démontra que les levures sont les micro-organismes responsables de la fermentation.

Il alla même plus loin dans son raisonnement. Un jour de 1856, un industriel de la région de Lille fit appel à Pasteur pour lui demander des conseils à la suite de problèmes rencontrés dans sa cave à vin, où il obtenait de l'alcool par fermentation du jus de betterave.

Pasteur signala que certains ferments produisaient de l'acide lactique et que d'autres fabriquaient de l'alcool dans les conditions de fermentation normale. Il en déduisit que telle levure produit de l'acide lactique en milieu basique, et telle autre levure produit de l'alcool en milieu neutre.

Ainsi le sucre de betterave fournit de l'alcool en milieu neutre et de l'acide lactique en milieu basique.

Il excelle dans sa logique lorsqu'il montre que la fermentation alcoolique est plus importante en milieu privé d'oxygène (anaérobie). Cette découverte est importante car elle a un retentissement scientifique : elle montre que la vie est possible en milieu privé d'oxygène. Cette découverte en milieu anaérobie a eu un impact considérable sur le plan industriel et a permis une amélioration quantitative de la fabrication d'alcool[80].

Pasteur met au point un protocole : il chauffe le vin entre 55°C et 60° C, température à laquelle il ne s'altère pas. C'est le principe de la pasteurisation.

Tout comme pour les maladies des vins, les altérations de la bière sont produites par des micro-organismes[81] apportés par la poussière.

C'est en expliquant la fermentation par la théorie des germes que Pasteur aborda la lutte contre les maladies contagieuses.

---

[80] Louis Pasteur. *Écrits scientifiques et médicaux*. Champs sciences.

[81] *Les travaux de Louis Pasteur de 1862 à 1877*. Institut Pasteur.

Des maladies du vin et de la bière, il passa aux maladies des animaux et des hommes.
L'explication de la fermentation par les micro-organismes le conduisit à la conception de maladies dues à des microbes[82].
Vers le début du XIXème siècle, la France développa l'industrie de la sériciculture. Au cours de ce siècle, une maladie touchant les vers à soie ravagea le sud de la France et aucune explication ne fut apportée pour régler ce fléau.
On demanda à Pasteur de trouver un remède à cette épidémie et d'améliorer l'élevage des vers.
Pasteur ne connaissait pas grand-chose à la transformation des insectes, et encore moins le procédé de production de la soie à partir des vers. Il séjourna à Avignon et étudia le secret de la soie obtenue grâce aux chenilles.
Dans les magnaneries, lieux d'exploitation des vers à soie, une maladie mystérieuse détruisait les chambrées où étaient réunies les chenilles.
Après avoir été chargé par le ministre de l'agriculture de cette mission scientifique, Pasteur partit seul à Alès le 6 juin 1865. Il mentionna la présence de tâches « grains de poivre » sur le tronc et la tête des vers. Mais le mal touchait surtout les chrysalides et les papillons, et c'était là qu'il fallait rechercher la cause de la maladie : la pébrine.
Pasteur se procura des larves saines à partir de papillons indemnes de corpuscules, et celles obtenues des papillons affectés par la maladie furent détruites[83].
Il découvrit finalement le caractère héréditaire de la maladie et mit au point un système pour empêcher qu'elle ne se propage.

---

[82] Paul Mazliak. Futura santé.
[83] Vallery-Radot, *Pasteur*.

Ainsi, grâce à Pasteur, l'exploitation de la sériciculture rebondit et la France produisit plus de 20 millions de cocons de vers à soie en 1870.
Il s'attaqua ensuite aux maladies des poules, « le choléra des poules » qui décimait les volailles en quelques jours.
L'injection du microbe atténué (le microbe est isolé et tenu à l'écart pendant quelques jours, puis réintroduit par injection dans les cuisses de la poule) entrainait la protection contre la maladie.
De même, il put guérir les maladies qui ravageaient les troupeaux de mouton en leur injectant le microbe atténué de la maladie.
Les maladies infectieuses étaient fréquentes chez l'homme (variole, poliomyélite, oreillons, rage...) et les moyens de les guérir étaient inexistants.
Pasteur se demanda s'il ne valait pas mieux les prévenir. Il s'inspira des travaux réalisés par le médecin britannique Edward Jenner. Ce dernier utilisait les broyats des mamelles de vache atteintes de la vaccine qu'il inoculait aux êtres humains pour éviter la variole.
Il venait de découvrir le principe de la vaccination.

Louis Pasteur s'attaque alors pour la première fois à une maladie mortelle, la rage.
Sa première vaccination concerna un jeune alsacien de 9 ans, un petit berger nommé Joseph Meister, atteint de la rage après avoir été mordu quatorze fois par un chien malade.
La vaccination fut une réussite et l'enfant fut sauvé. Pasteur finira par isoler le germe responsable de la rage.
Le père du vaccin s'éteint le 28 octobre 1895, après avoir consacré une grande partie de sa vie à la médecine et au combat contre les maladies infectieuses.

Gregor Johann Mendel

Né la même année que Louis Pasteur, Johann Mendel est pour sa part issu d'une famille pauvre. D'origine autrichienne, il voit le jour en 1822 et entre à l'âge de 21 ans dans l'ordre des Augustins où il est ordonné prêtre en 1848.
Friand de recherches sur la science des végétaux, des herbes et des plantes, c'est par hasard qu'il va obtenir des observations sur les phénomènes d'hybridation.
C'est en croisant des pois à caractère lisse et des pois à caractère ridé qu'il constate qu'il obtient des pois à caractère lisse. En reproduisant entre eux les pois lisses obtenus lors du premier croisement, il recueille des pois à caractère ridé. Il en déduit alors le caractère dominant du lisse et le caractère récessif du ridé.

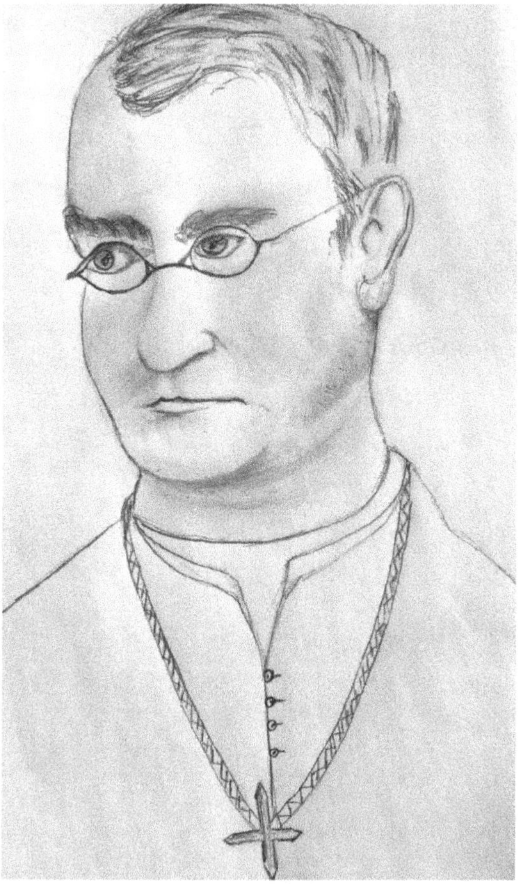
Gregor Johann Mendel (dessin de Ali Hamdan)

Cette *loi de Mendel* permet de prévoir comment les caractères se transmettent de génération en génération mais sans en expliquer les mécanismes de transmission.
C'est bien plus tard, en 1910, qu'un biologiste américain mettra en évidence chez une petite mouche l'existence de quatre chromosomes. Puis, en 1944, un Canadien identifiera sur les chromosomes d'une bactérie la présence de l'ADN : l'acide désoxyribonucléique.

Le prêtre Johann Mendel est considéré comme le père de la génétique moderne, au même titre que Louis Pasteur pour la vaccination.
Il meurt en 1884.

Pierre Potain

Il fut l'un des médecins les plus remarqués du début du XIXème siècle, autant par les recherches qu'il mena sur le plan cardiologique que par sa personnalité, pleine de générosité envers ses patients.

Né à Paris en 1825, ce médecin cardiologue est le fils d'un employé des postes qui a fait seul ses preuves.

Externe en 1846, il décroche son doctorat à la Faculté de médecine de Paris.

En 1858, il devient chef de clinique à l'Hôpital de la Charité dans le service de Jean-Baptiste Bouillaud.

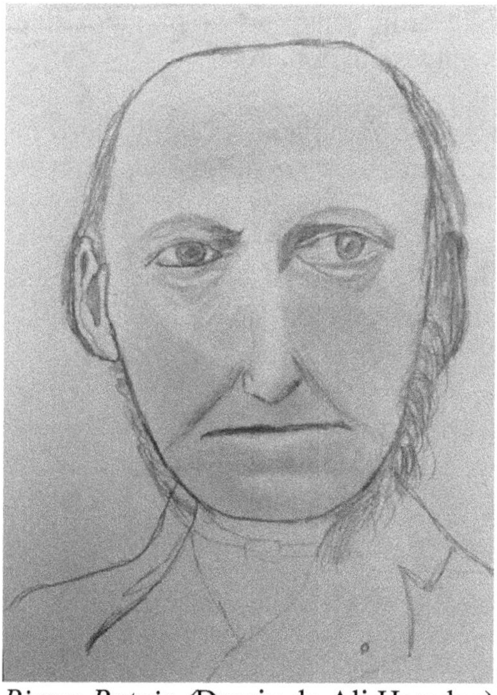

*Pierre Potain (*Dessin de Ali Hamdan)

Il est considéré comme le plus grand cardiologue de son époque.

Il effectua plusieurs travaux sur la pression artérielle auprès du physicien et médecin Jean-Louis Marie Poiseuille. Ils étudièrent les mouvements de la pression sanguine au cours des différentes phases de la respiration. La tension artérielle montre pendant l'expiration et redescend pendant l'inspiration. Pierre Potain est le premier à montrer qu'il existe un dédoublement physiologique du deuxième bruit du cœur (B2) à l'inspiration chez le sujet sain : en effet, il montre que l'inspiration a des effets opposés sur les cœurs droit et gauche. Elle augmente le retour veineux et le remplissage des cavités droites, retardant le temps d'éjection du ventricule droit dans l'artère pulmonaire et donc la fermeture des valves pulmonaires[84].

Il étudie avec Jean-Baptiste Bouillaud les bruits du cœur dans l'insuffisance cardiaque et les qualifie de « bruits de galop », des bruits similaires à ceux d'une course de chevaux[85].
Grâce à lui, un jeune Italien, Scipionne Riva-Rocci, invente un appareil à mesurer la pression artérielle appelé le sphygmomanomètre.

Cette invention est reprise en 1905 par un Russe, Nicolaï Korotkov, qui ajoute à sa découverte l'utilisation d'un stéthoscope appliqué au bras, ce qui lui permet d'entendre

---

[84] Dr Potain. 1866. « Dédoublements normaux des bruits du cœur », étude présentée à la société médicale des hôpitaux, dans la séance du 22 juin 1866. Paris, impr. de F Malteste.
85 « Du rythme cardiaque appelé bruit de galop, de son mécanisme et de sa valeur séméiologique », note présentée à la société médicale des Hôpitaux de Paris.

des bruits beaucoup plus précis, appelés depuis *bruits de Korotkov.*

Le médecin Victor Pachon y ajoutera un oscillomètre[86].

86 Claudine Hugonnet-Berger. « Oscillomètre sphygmométrique du professeur Pachon », Inventaire général du patrimoine culturel, no IM89002319, 21 avril 2007.

Jean Martin Charcot

Au cours de ce XIXème siècle, la renommée de Pierre Potain dans le domaine de la cardiologie s'accompagne du prestige de Jean-Martin Charcot. Ce dernier a permis à la neurologie d'accomplir un bond en avant.

Né en 1825 dans un quartier de Paris, Charcot est issu d'une petite famille bourgeoise. Il est l'ainé de trois frères.

Son père était sellier et s'occupait des chevaux de la cour du roi Charles X.

Jean Martin fit ses études au lycée Saint-Louis. Voyant qu'il était doué en dessin, son père l'orienta vers l'École des Beaux-Arts. Ses performances dans l'illustration de l'anatomie l'amenèrent à s'inscrire en 1844 à l'École de médecine de Paris [87].

[87] J. M. Charcot. 1857. *De l'expectation en médecine.* Thèse.

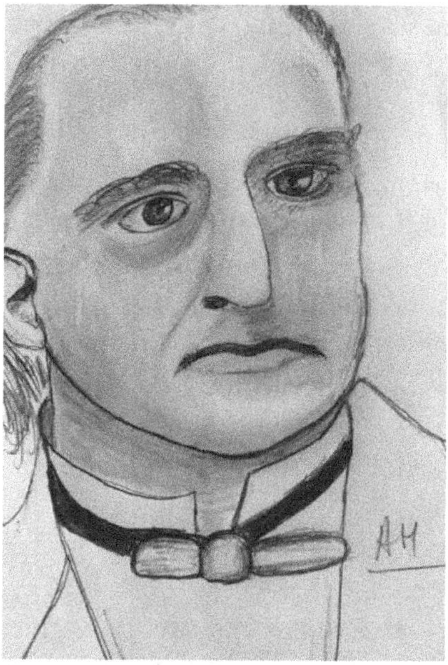

Jean Martin Charcot (Dessin de Ali Hamdan)

En 1848, Charcot est admis au concours de l'internat des Hôpitaux de Paris. Son sens de l'observation clinique le pousse à s'orienter vers la médecine interne. Il établit la différence entre la goutte et le rhumatisme articulaire chronique.
Il apporte sa contribution dans la description de l'hyperthyroïdie, de la claudication intermittente des membres inférieurs, et il étudie la cirrhose du foie.
Il reçoit un prix de médecine décerné par l'Académie des Sciences.
En 1860, Jean-Martin Charcot est nommé chef de service à la Pitié-Salpêtrière et développe dans son service l'anatomie appliquée.
Tous les vendredis après-midi, il convoque les étudiants pour leur exposer des cours magistraux de neurologie, à partir des séances pratiques d'autopsies qu'il a lui-même

réalisées. Il jette les bases de la neurologie moderne, avec la théorie que le cerveau possède des fonctions distinctes.
Il est le premier à définir la sclérose en plaques, qu'il différencie de la maladie de Parkinson.
En 1865, ses travaux portent sur la sclérose latérale amyotrophique et il publie un ouvrage sur « *les amyotrophies spinales chroniques* ». Dans ce cadre, il étudie les fonctions de la moelle épinière et montre les liens entre le tableau clinique de la sclérose latérale amyotrophique et la topographie des lésions de la corne antérieure de la moelle.
Aujourd'hui, la maladie porte son nom, « *maladie de Charcot* [88] ».
Le centre clinique de la Salpêtrière deviendra le plus grand centre neurologique d'Europe.
De la neurologie, Charcot passe à la psychiatrie. Il montre que l'hystérie n'est pas en rapport avec une lésion organique du cerveau, mais avec ce qu'il appelle « une lésion dynamique fonctionnelle », qu'il est possible de recréer sous hypnose[89].
Sigmund Freud fut son élève pendant 13 mois.
Il meurt en 1893[90].

---

[88] *Neurologie*, manuscrit de 395 feuillets (fonds : manuscrit des leçons de J.M. Charcot).
[89] J-M Charcot. 1882. *Sur les divers états nerveux déterminés par l'hypnotisation chez les hystériques*.
[90] Corniou O. *Vie et œuvre de Jean-Martin Charcot*. Créteil.

Antoine Marfan

Fils d'un médecin de campagne, Antoine Marfan est né à Castelnaudary le 23 juin 1858.
Inscrit à l'École de médecine de Toulouse, il prépara ensuite le concours d'entrée de l'externat à Paris qu'il réussit dans les services de chirurgie et de médecine interne.
Il devint chef de clinique à l'hôpital Necker, après un stage de moniteur dans les laboratoires d'anatomo-pathologie.
Il fut agrégé et médecin des hôpitaux en 1892.

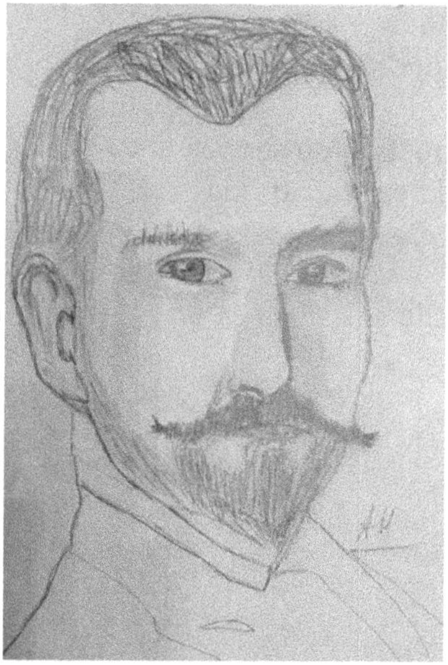

*Antoine Marfan (*Dessin de Ali Hamdan)

En 1896, il décrivit pour la première fois la dolichosténomélie infantile, c'est-à-dire une déformation physique congénitale des quatre membres, dont les extrémités graciles, effilées et fragiles, définissent l'arachnodactylie.
C'est l'atteinte du tissu conjonctif qui caractérise cette maladie, qui porte désormais le nom de *syndrome de Marfan*.
Les sujets sont de grande taille, avec des membres fins et une déformation du thorax en entonnoir. Il s'y associe une hyperlaxité ligamentaire.
Les complications de ce syndrome sont de trois ordres :
- Il existe une dilatation de l'aorte avec ou sans anévrisme[91].
- Une subluxation du cristallin, une myopie.
- Une cyphoscoliose avec hyperlaxité ligamentaire.

En 1901, Marfan prend la direction du service des Enfants Malades et enseigne les maladies pédiatriques.
Il est considéré comme l'un des fondateurs de la pédiatrie en France.
Il meurt en 1942 à son domicile parisien.

---

[91] Marfan A. *Clinique des maladies de la première enfance, malformations congénitales du cœur*. 1926. Paris, Masson.

Joseph Lister

Né en Angleterre en 1827, Joseph Lister grandit dans une famille appartenant à un mouvement religieux non conformiste.

Il fut rejeté par de nombreuses grandes écoles ou universités comme Oxford et Cambridge en raison de ses idées opposées à l'église anglicane.

Son inscription dans les écoles anglaises fut donc difficile et seule l'université publique de Londres l'autorisa à poursuivre des études de médecine.

Il se destina à la chirurgie et s'attacha à régler les problèmes d'infection qui abondaient au cours du XIXème siècle.

Les patients atteints de fractures ouvertes mouraient fréquemment de gangrène ou développaient une infection sévère avec constitution d'un pus abondant.

Attentif au discours de Louis Pasteur sur les découvertes des micro-organismes à l'origine de la fermentation, il en déduisit que la putréfaction est la conséquence de la présence de germes[92].

Il est le premier à préconiser l'utilisation de l'acide phénolique comme agent antiseptique.

---

[92] Garcia Maldonado, A. *Des charlatans aux chirurgiens*.

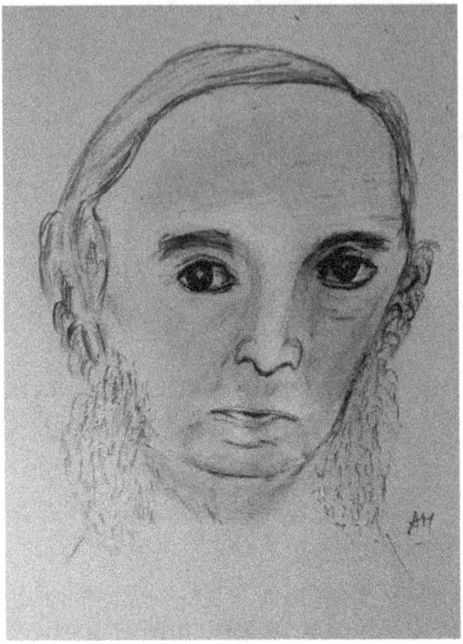

*Joseph Lister (*dessin de Ali Hamdan)

Il est l'un des fondateurs de l'Institut anglais de médecine préventive, copié sur le modèle de l'Institut Pasteur[93]. C'est grâce à ce brillant érudit que les conditions d'insalubrité de la chirurgie à l'ancienne ont changé.

[93] «S :D Joseph Lister ». http://historiadelamedicina.org

Alphonse Laveran

Après Louis Pasteur, Alphonse Laveran est celui qui a marqué l'histoire de la médecine vers la fin du XIXème siècle par la découverte de l'agent causal du paludisme.
Ce grand médecin pourtant méconnu du grand public permit à des millions de personnes d'échapper à la mort dans des zones infestées par le paludisme.
Né en 1845 à Paris, rue Denfert-Rochereau, Charles Louis Alphonse Laveran est le fils d'un éminent médecin, le Dr Louis Théodore Laveran, qui termina sa carrière comme directeur du Val de Grâce.
Après des brillantes études au lycée Louis-le-Grand, il s'inscrivit à la faculté de médecine de Strasbourg.
En 1870, c'est la défaite de la France face aux Prussiens. Laveran quitte la ville de Metz après y avoir été affecté en qualité de médecin et avoir participé à la bataille de Metz et à sa capitulation.
En 1874, il est agrégé en médecine, puis il est envoyé en Algérie.
À cette époque, les hécatombes causées par le paludisme, ce fléau longtemps attribué aux « miasmes des marais » générateurs d'un « mauvais air », dit Malaria [94], totalisèrent des milliers de morts chez les soldats et les colons civils installés dans les plaines marécageuses près d'Alger.
C'est en 1878, en regardant dans un microscope banal sans fort grossissement que Laveran met en évidence la présence de points noirs dans les globules rouges. Il discerne ensuite des éléments filiformes ressemblant à des flagelles, s'agitant avec une grande vivacité en déplaçant les hématies voisines [95].

---

[94] Henri Louis Orain. Hubert Lyautey et Alphonse Laveran. Edilivre.
[95] Henri Louis Orain. *Hubert Lyautey et Alphonse Laveran*. Edilivre, p. 58.

Après l'examen de très nombreux patients paludéens, il est convaincu de la nature parasitaire de la maladie. Cette découverte est annoncée à l'Académie de Médecine.

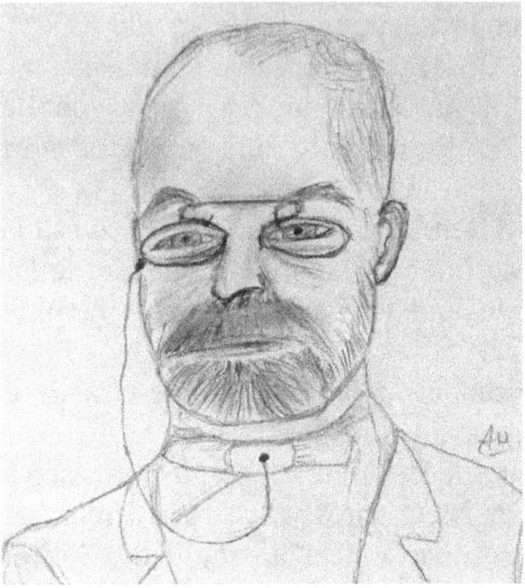

*Alphonse Laveran (*dessin *de* Ali Hamdan*)*

Il restait toutefois à expliquer comment se faisait la transmission de la maladie.
Laveran avança qu'il s'agissait vraisemblablement du moustique, une supposition qui sera confirmée quelques années plus tard par le Britannique Ronald Ross.
En 1907, la consécration suprême arrive sous forme du prix Nobel de physiologie et de médecine que Laveran se voit attribuer pour l'ensemble de ses travaux sur le rôle des protozoaires comme agents de maladies.
De 1906 à 1914, Laveran s'occupa de la maladie du sommeil et rédigea un important rapport sur sa prophylaxie.
L'œuvre de Laveran est considérable et comprend 595 publications, dont la plus importante est son *Traité sur le paludisme*.

Ainsi, grâce à Laveran, le voile sur une maladie implacable comme le paludisme avait commencé à se lever. Mais cette maladie tuait encore des centaines de millions de personnes sur la planète en 1933.
Méconnu du grand public par sa modestie, un savant de très grande classe se dissimulait sous cette simplicité.
Il meurt à l'âge de 76 ans, le 18 mai 1922.

Arthur Fallot

Né à Sète en 1850, Etienne-Louis Arthur Fallot fit ses études de médecine à Marseille.
Il donna son nom à une maladie cardiaque congénitale, que l'on nomme couramment « maladie bleue » : elle donne un aspect cyanosé à la peau du nourrisson ou du jeune enfant.
Après la soutenance de sa thèse, Fallot s'engagea dans l'anatomo-pathologie et devint un fin expert en matière d'études d'organes en post-mortem.
C'est en étudiant les autopsies pratiquées sur les nouveau-nés que ce médecin français constata que cette maladie comportait quatre malformations cardiaques qu'il décrivait ainsi : une sténose de l'artère pulmonaire, une hypertrophie du muscle cardiaque, un orifice communicant entre les deux ventricules et une malposition de l'aorte située à cheval entre les deux cavités ventriculaires.

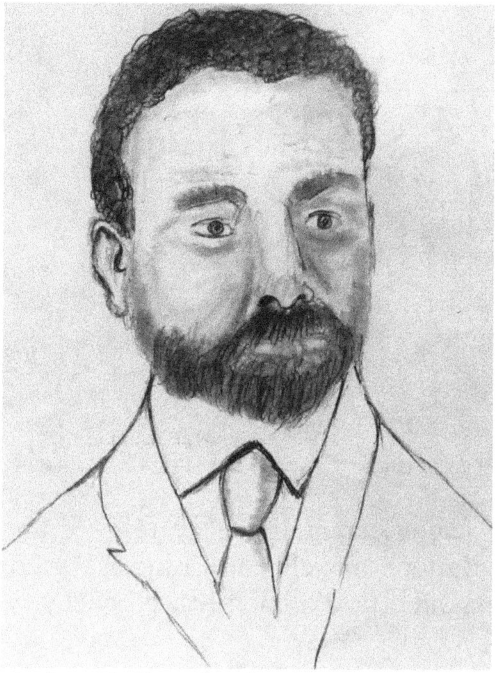
*Arthur Fallot (*dessin *de* Ali Hamdan*)*

Il publia une description des maladies cardiaques infantiles sous le titre *Contribution à l'anatomo-pathologie de la maladie bleue*, ou cardiopathie congénitale cyanogène de l'enfant.
Mais il faut attendre le début du XXème siècle pour que l'on puisse envisager une chirurgie dite palliative, c'est-à-dire apporter une réponse thérapeutique provisoire mais sans réparer définitivement la malformation.
Dans cette maladie, le poumon n'est pas alimenté en sang par l'artère pulmonaire, qui est obstruée en partie ou totalement.

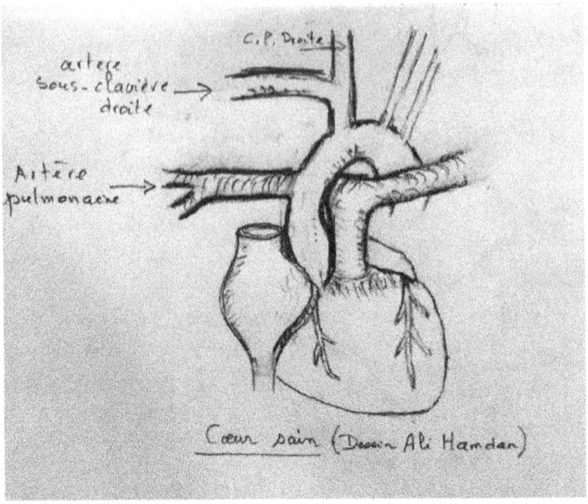

Dessin de Ali Hamdan

Deux médecins américains eurent l'idée de réaliser une communication entre l'artère sous-clavière droite et l'artère pulmonaire, ce qui eut pour effet d'alimenter le parenchyme pulmonaire.

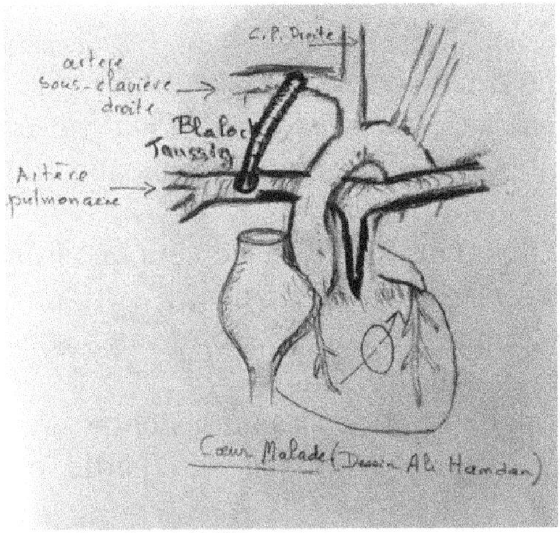

Dessin de Ali Hamdan

Ce pont, qui est réalisé pour contourner les effets délétères de l'obstacle, porte le nom de ces deux Américains, Alfred Blalock, chirurgien et Helen Taussig, cardiologue.
Cette intervention permettra de sauver de nombreux enfants.
Mais c'est à partir de 1950 que les soins de réparation définitive ont bouleversé le pronostic des enfants atteints de la tétralogie de Fallot, leur permettant une vie normale.[96]
Arthur Fallot meurt le 30 avril 1911 à Marseille.

[96] Taussig, HB, *The surgery of congenital heart disease.*

Émile Roux

Fidèle disciple de Louis Pasteur, Émile Roux fut l'élève puis l'assistant de ce dernier.
Il fournit un travail considérable auprès de son maître, mais il reste dans l'ombre quant aux travaux qui ont porté la science médicale à la pointe de la médecine tropicale.
Né le 17 décembre 1853 en Charente, il étudia au collège dont son père était le directeur. Il obtint son baccalauréat et débuta ses études de médecine à Clermont-Ferrand.
Il poursuivit son cursus universitaire à Paris où il fut nommé assistant clinique à l'Hôtel-Dieu[97].
Il s'intéressa à la microbiologie. Pasteur, qui cherchait un assistant, le prit dans ses rangs en 1878.
Il put ainsi gravir des échelons pour aboutir rapidement au niveau d'un chercheur rompu à l'emploi du microscope.
Avec Pasteur, ils s'attachèrent à traiter le choléra des poules.
Il est à l'origine de la vaccination de plus de 50 moutons dans le cadre d'une grande expérience menée avec son maître.

---

[97] Monsieur Roux et Gramaere. *Émile Lagrange*, 1954. p. 21.

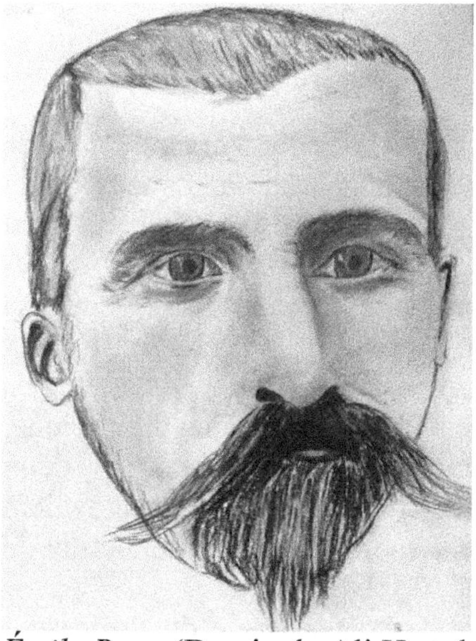
Émile Roux (Dessin de Ali Hamdan)

En 1883, il présenta sa thèse, intitulée *Nouvelles acquisitions sur la rage,* où il montrait les moyens de lutter contre cette redoutable maladie grâce à la vaccination.
En 1888, il publia aux côtés d'un autre Français, Alexandre Yersin, un exposé sur les effets délétères de la toxine diphtérique et les moyens de prévenir la maladie par la sérothérapie.
Dans les années suivantes, il s'impliqua énormément dans la microbiologie puis dans l'immunologie du tétanos, de la tuberculose, de la syphilis et de la pneumonie.
En 1904, il est nommé directeur général de l'Institut Pasteur.
Il devient membre de l'Académie de Médecine, et de l'Académie Royale de Belgique.
Il meurt le 3 novembre 1933 à l'âge de 79 ans.

Alexandre Yersin

Né en 1863, d'origine suisse, Alexandre Yersin débuta ses études de médecine en Allemagne dans la fameuse ville universitaire de Marburg. Il poursuivit son cursus médical à Paris où il obtint sa thèse en 1888.

Très tôt, il se passionna pour la microbiologie et sa rencontre avec Émile Roux lui ouvrit la porte de l'Institut Pasteur, situé à l'époque rue d'Ulm[98]. Avec ce dernier, ils isolent la toxine responsable de la maladie diphtérique. Celle-ci avait été découverte au préalable par deux Allemands, Edwin Klebs et Friedrich Loeffler, qui avaient mis en évidence le bacille responsable de la production de la toxine.

À Berlin, il suit les cours de bactériologie du Professeur Robert Koch : la découverte du bacille de la tuberculose avait fait de ce dernier la référence en matière de maladies infectieuses, au même titre que Louis Pasteur.

[98] « Yersin Alexandre », Encyclopédie Universalis.

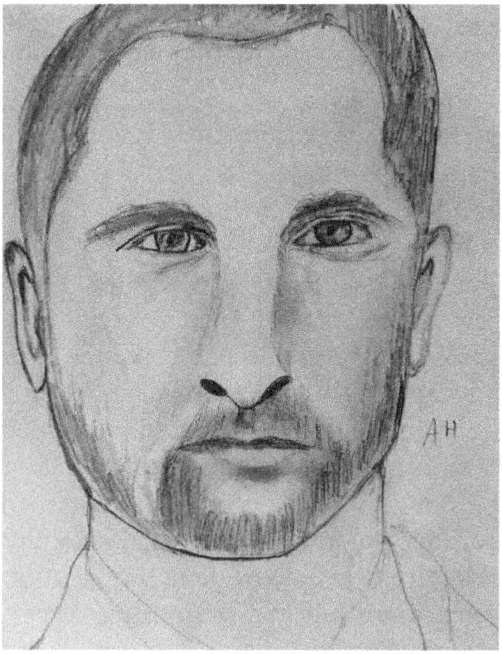

*Alexandre Yersin (*dessin de Ali Hamdan)

En 1889, il devint le premier préparateur du cours de microbiologie de l'Institut Pasteur.
Dès 1890, il éprouva le besoin d'un changement dans sa carrière professionnelle et décida de prendre un congé sabbatique. Il s'embarqua à Marseille pour une destination décidée au hasard, l'Indochine française[99].
Pendant deux ans, de 1890 à 1892, il parcourt la jungle indochinoise et apprend à vivre avec les populations autochtones.
Sur les conseils d'un autre bactériologiste, Albert Calmette, il décida de s'engager comme médecin de santé coloniale.

[99] Henri Jacotot, *Le docteur Alexandre Yersin : Esquisse de ce qu'il fut et de ce qu'il fit.*

Il contribua à la connaissance de la topographie du pays dont il décrit les habitudes de vie, de mœurs et d'habitats des populations rencontrées.
Ces renseignements assirent le protectorat de la France dans de meilleures conditions géopolitiques.
Mais c'est en 1894 que l'autorité médicale de Yersin s'imposa dans le monde.
Il découvrit le bacille responsable de la peste qui porta désormais son nom : *Yersinia Pestis.*
Dans un endroit isolé de la jungle, une petite paillotte lui servit à cultiver les microbes qu'il prélevait sur les lésions pustuleuses de la peau, les bubons. Il mit en évidence grâce à son microscope la présence de bâtonnets trapus, aux extrémités arrondies.
Bien qu'ayant réussi à isoler le germe de la peste, Alexandre ne parviendra pas à résoudre le problème de la propagation de la maladie. On sait aujourd'hui que la transmission se fait du rat à l'homme par l'intermédiaire des puces, qui inoculent le germe qu'elles conservent dans leur salive[100].
Pour financer ses recherches médicales, il se lança dans la plantation d'arbres, l'*Hévéa brasiliensis,* afin d'en récolter la sève pour fabriquer du caoutchouc destiné aux frères Michelin dès 1903.
En 1904, le gouverneur général de l'Indochine française le chargea de créer l'École de médecine à Hanoï.
Il est fait Grand Officier de la Légion d'honneur en 1939.
Il meurt le 28 février 1943, à l'âge de 79 ans.

[100] Mollaret Henri et Brossollet Jacqueline. *Alexandre Yersin ou le vainqueur de la peste*, Fayard, 1985.

Albert Calmette

Né à Nice le 12 juillet 1863, de père fonctionnaire, Albert Calmette devait suivre les déplacements de son père, au gré des affectations imposées à ce fonctionnaire d'état.
Sa mère mourut quand il avait deux ans et il passa son enfance avec ses deux frères.
Il fit ses études au lycée de Clermont-Ferrand, puis à Brest, et termina ses études secondaires au lycée Saint-Louis à Paris.
Son engouement pour la médecine le conduisit à s'inscrire à l'École de médecine navale de Brest.
En 1883, il intégra le service de santé de la marine et rejoignit les rives du Tonkin au Vietnam.

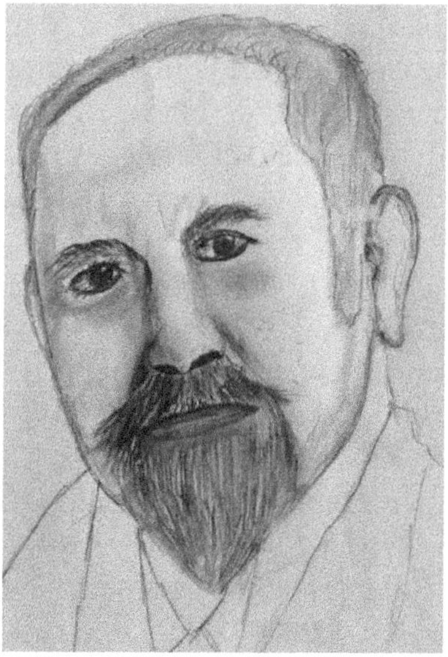

Albert Calmette (dessin de Ali Hamdan)

Sa rencontre avec le médecin anglais Patrick Manson, qui venait de découvrir le rôle du moustique Culex dans la transmission du ver dit « filaire de Bancroft », sera décisive.
À son retour en France, il soutint une thèse de médecine à Paris sur la lymphangite.
En 1887, il publia une étude dans les Archives de médecine, sur l'hémoglobinurie d'origine paludéenne.
En 1890, il suivit un stage de bactériologie dans le service du Dr Émile Roux. Ses recherches le conduisirent à fonder l'Institut Pasteur de Saigon.
Il produisit ensuite 500 000 vaccins qu'il utilisa dans la première année.
Dans ses recherches sur la dysenterie, Calmette évoque le rôle pathogène du bacille pyocyanique et des amibes.

Durant la mousson, le delta du Mékong connait une invasion de serpents venimeux (cobra, Naja[101]).
Calmette développa la sérothérapie en inoculant à des animaux le venin de serpents dont il extrait et obtient le sang contenant le sérum antivenimeux.
Il mit au point, en collaboration avec Alexandre Yersin qui avait découvert le bacille de la peste, le premier sérum d'immunité contre la peste bubonique [102].
Mais le principal travail de Calmette fut de mettre au point un vaccin contre la tuberculose.
Sa rencontre fortuite avec Camille Guérin, vétérinaire de formation, lui permit de produire le vaccin humain, obtenu à partir d'une souche atténuée du bacille tuberculeux de l'espèce bovine. Le bacille tuberculeux chez ces animaux possède en effet des similitudes avec celui que l'on retrouve chez l'homme, découvert par l'allemand Robert Koch.

---

[101] Institut Pasteur, références BNF

[102] Noël Bernard et Léopold Nègre. *Albert Calmette, sa vie, son œuvre scientifique*. 1939.

Le BCG (Bacille Calmette-Guérin) est donc un vaccin vivant atténué.
Outre ses recherches sur la tuberculose, Calmette entreprit des travaux d'aménagement pour améliorer l'hygiène du réseau d'eau de Lille et apporta sa contribution aux recherches contre l'ankylostomiase.
Albert Calmette meurt le 29 octobre 1933 à Paris.

Willem Einthoven

Médecin physiologiste et physicien néerlandais, Willem Einthoven est né en 1860 dans les anciennes colonies des Indes néerlandaises.
Son génie est d'avoir découvert et développé l'électrocardiographie, support de travail indispensable au cardiologue jusqu'à nos jours. Il est à l'origine de la naissance de la cardiologie moderne.
Après avoir travaillé dans un service d'ophtalmologie, il parvient à expliquer les variations des longueurs d'onde des couleurs.
En 1886, il est nommé professeur de physiologie à l'Université de Leyde. Il continue ses recherches sur la vision normale de l'œil, en orientant son travail sur les propriétés normales de la réflexion de la lumière dans l'acuité visuelle.

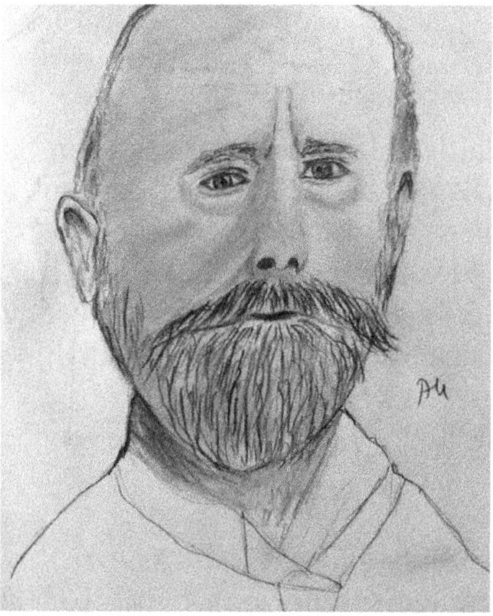

Willem Einthoven (dessin de Ali Hamdan)

Plus tard, il se consacra à l'activité électrique du cœur, auquel il s'attacha le reste de sa carrière.
Il inventa un appareil lui permettant de recueillir les bruits du cœur et son activité électrique. Il obtint des courbes graphiques et utilisa les lettres P, Q, R, S et T pour définir leurs rôles dans l'interprétation de l'activité cardiaque normale ou anormale [103]. L'électrocardiogramme moderne venait de naître.
En 1902, il devint membre de l'Académie royale néerlandaise des arts et des sciences.
En 1913, il pose les bases mathématiques de l'interprétation des courbes de potentiel du myocarde ce qui le conduit à la description du *triangle d'Einthoven.*
En 1924, il reçoit le prix Nobel de médecine.
Il meurt en 1927 aux Pays-Bas.

[103] *Un nouveau galvanomètre*, archive néerlandaise, sci, 2ème série, vol 6, 1901, pp. 625 à 633.

Alexander Fleming

Une des grandes trouvailles de tous les temps fut la découverte des substances antibactériennes, qui a permis à l'homme d'augmenter son espérance de vie.
De parents écossais, sir Alexander Fleming naît le 6 août 1881 dans une ferme à 150 km d'Édimbourg. Il est connu pour avoir prouvé l'efficacité de l'action de la pénicilline sur les bactéries.
En 1906, alors qu'il était étudiant, il entra dans le service d'un laboratoire de biologie pour y effectuer un stage de 2 ans.
Grâce aux connaissances acquises lors de sa formation, il se fait une spécialité du traitement de la syphilis par le Salvarsan. Ce produit fut toutefois rapidement abandonné en raison de sa forte toxicité, proche de l'arsenic[104].

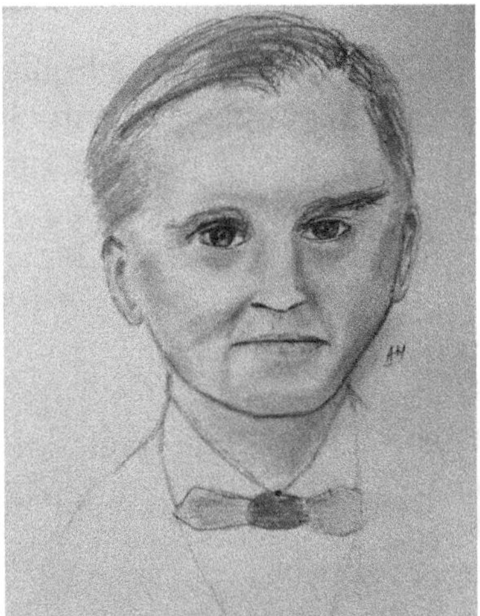

Alexander Fleming (dessin de Ali Hamdan)

[104] André Maurois. *La vie de sir Alexander Fleming.*

Un jour de septembre 1928, alors qu'il enquêtait sur les propriétés des bactéries qu'il avait ensemencées dans des boites de pétri, il remarqua l'apparition de champignons et la disparition des bactéries autour de la flore mycosique. Il isola alors un extrait de ces moisissures appartenant à la famille du penicillium et appela cet agent *pénicilline*.

En réalité, avant les recherches d'Alexander Fleming, c'est à un Français, Ernest Duchesne, que revient la découverte de l'action du penicillium sur les bactéries. Mais les recherches de ce dernier n'avaient pas reçu d'encouragements de la part des sociétés savantes de l'époque[105].
Fleming meurt le 11 mars 1955 à 73 ans.

---

[105] Ernest Duchesne. *Contribution à l'étude de la concurrence vitale chez les micro-organismes : Antagonisme entre les moisissures et les microbes*, Lyon, Alexandre Rey, 1897.

Christiaan Barnard

Il s'agit du premier chirurgien au monde ayant pratiqué la première transplantation cardiaque chez l'homme.
Né en Afrique du Sud, l'histoire de cet homme fut dominée par la volonté d'aller au bout du savoir et de mettre en pratique les connaissances médicales de l'époque.
Fils d'un pasteur de l'Église réformée hollandaise, Christiaan est né dans la région du Cap.
Il obtint le titre de docteur en médecine et, en 1956, il s'envole pour les États-Unis pour aller étudier dans une unité de chirurgie cardiaque à l'Université du Minnesota, auprès d'un chirurgien de renom, Clarence Walton Lillehei[106].

---

106 « La première greffe du cœur par le professeur Barnard en 1967 », intervention du Pr Alain Deloche.

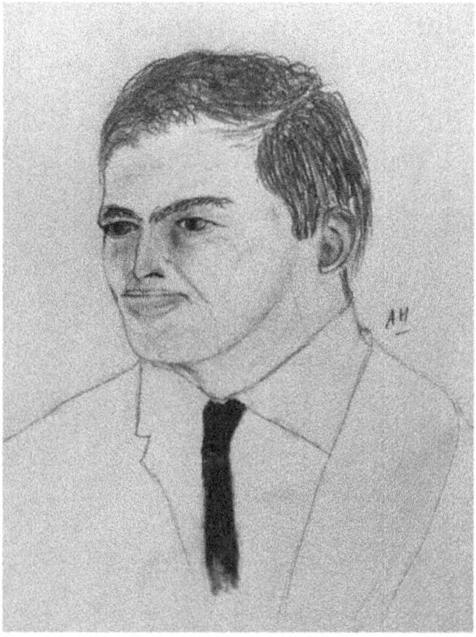
*Christiaan Barnard (*Dessin de Ali Hamdan)

En 1958, il décida de se former pour réaliser des greffes cardiaques auprès du spécialiste américain, le Professeur Norman Shumway. Ce dernier avait pratiqué ce type de greffes sur des chiens et projetait d'opérer des humains dont l'état cardiaque était précaire.
L'élève dépassa le maitre et Christiaan Barnard décida de réaliser en Afrique du Sud la première greffe cardiaque au monde.
Rapidement, les résultats se révèlent décourageants en raison des phénomènes de rejets constatés lors des premières interventions.
L'arrivée des médicaments antirejet redonne de l'impulsion aux nouvelles transplantations cardiaques, la ciclosporine devenant le médicament de référence

C'est pendant ses études à l'Université du Minnesota qu'il avait rencontré son ami le Professeur Christian Cabrol, connu d'un large public pour avoir été le premier en France à tenter et réussir une greffe du cœur en 1968[107].
Christiaan Barnard meurt en 2001.

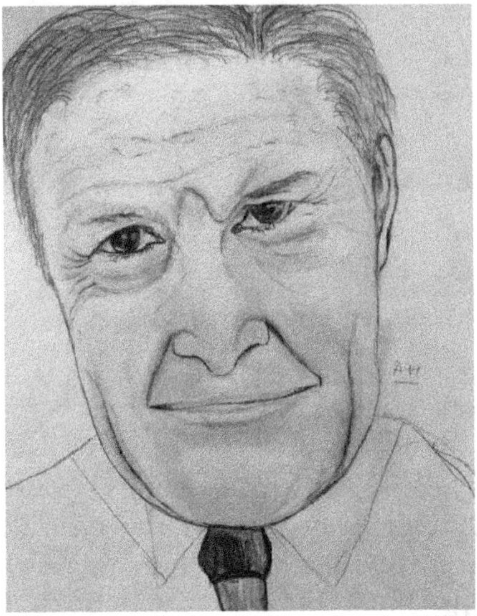

Christian Cabrol (Dessin de Ali Hamdan)

[107] Pr Cabrol. « Naissance de la chirurgie cardiaque à la Pitié-Salpétrière ».

Andreas Gruentzig

Au XXème siècle, les décès d'origine cardio-vasculaire sont dominés par les maladies des artères du cœur : les coronaires.
Andréas Gruentzig, un Allemand né en 1939, apporta un progrès considérable en cardiologie en modifiant non seulement le pronostic des patients dits coronariens, mais aussi en leur évitant une chirurgie cardio-thoracique[108].
Il proposa une réponse mécanique à la sténose coronarienne, en offrant au patient un geste d'angioplastie. Il imagina un long cathéter dont l'extrémité est munie d'un ballonnet, qu'il introduisit par l'aine jusque dans l'artère coronaire. L'insufflation du ballonnet permet à la sténose de s'écraser le long des parois de l'artère, facilitant ainsi l'écoulement normal du sang dans les coronaires. C'est en 1976 qu'il réalisa sa première angioplastie chez le chien, puis il débuta en 1977 une série de gestes de dilatation chez l'homme.

---

[108] Gruentzig AR, Senning A, Siegenthaler WE. *Nonoperative dilatation of coronary artery stenosis: percutaneous transluminal coronary angioplasty.*

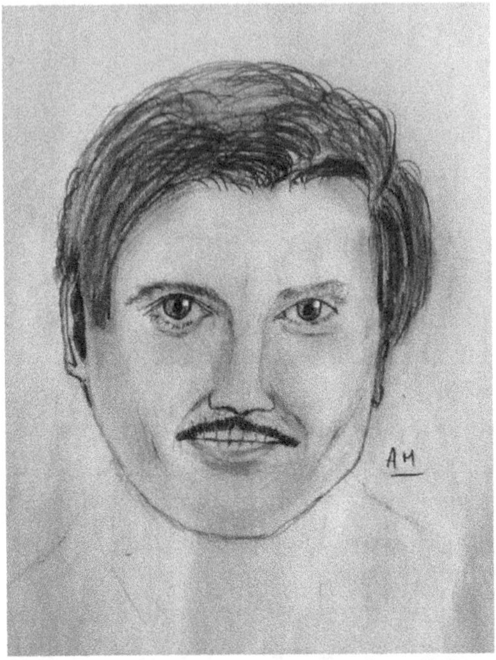

*Andréas Gruentzig (*dessin de Ali Hamdan)

Si les progrès furent décisifs, les résultats escomptés dans les six mois qui suivaient un geste de dilatation montraient un taux important (50%) de nouvelle sténose.
La découverte d'un procédé de mise en place d'un ressort dans l'artère coronaire, le *stent*, modifia la prise en charge des maladies coronariennes.

C'est à Ulrich Sigwart, qui dirigea le service de cardiologie à l'Université de Lausanne, que revient la découverte des premiers *stents.* Il s'agit d'un implant métallique que l'on introduit dans les artères du cœur. Cette endoprothèse permet l'écoulement du sang et évite un infarctus du myocarde.

Ces endoprothèses ou *stents* ont diminué de manière spectaculaire les risque de re-sténose.
Andréas Gruentzig meurt en 1985, à l'âge de 46 ans[109].

[109] Sigwart U, Puel J. *Intravascular stent to prevent occlusion and restenosis after transluminal angioplasty*, Engl, 1987. pp. 701-706.

Katalin Kariko

Née le 17 janvier 1955, encore méconnue du grand public, Katalin Kariko est pourtant celle qui va sauver aujourd'hui des millions d'individus. Cette biochimiste d'origine hongroise a apporté une réponse médicale à la pandémie de la Covid-19 qui secoue toute la planète.
Issue d'une mère catholique très croyante et d'un père de profession boucher, Katalin Kariko se passionne pour les sciences médicales. Elle s'implique dans les recherches du Sida et étudie les effets anticancéreux de l'interféron, une protéine développée par le système immunitaire.

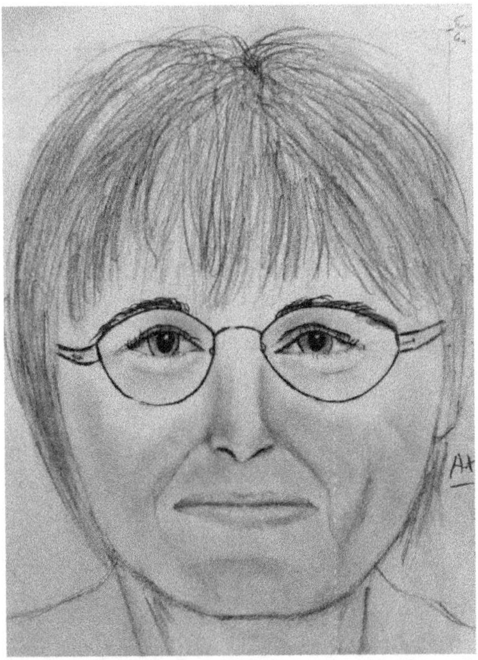

Katalin Kariko (dessin de Ali Hamdan)

En 1990, elle obtient une bourse et s'envole pour les États-Unis, en Pennsylvanie.
Elle se consacre à la génétique et propose d'établir une thérapie basée sur l'ARN messager, un petit fragment protéinique de l'ADN.
Les vaccins à ARNm inaugurent les efforts déployés de Katalin Kariko et confirment sa grande expertise dans les innombrables possibilités d'innovation.
Cette découverte devrait suffire à lui donner le prix Nobel.

Conclusion

À un moment décisif de l'histoire, au Moyen Âge, l'Europe s'est appropriée le savoir médical arabe et a permis son éveil au XIIème siècle.
L'Occident s'est ouvert à la recherche intellectuelle en rassemblant les œuvres du passé pour les traduire et les assimiler.
Dès ce moment, la médecine va connaître un élan considérable.
De nombreuses vocations vont favoriser la restructuration de la profession médicale.
Les nouveaux foyers d'enseignement organisé de la médecine se trouvent tout d'abord en Italie.
À dater du XIIème siècle, naissent les universités de Padoue, Bologne et Salerne.
La grande mobilité des intellectuels pousse les maîtres et les étudiants à traverser les frontières pour s'étancher de sciences médicales[110].
L'École de Montpellier affirme dès lors sa volonté d'ouverture et la conserve tout au long des siècles suivants.
Dans toute l'Europe, la médecine va se développer rapidement grâce aux nombreux traducteurs.
Au XIVème siècle, l'engouement pour la médecine va voir naître de grands maitres : l'Italien Léonard de Vinci, le Français Ambroise Paré, le Bruxellois d'origine allemande André Vésale, et le Suisse Paracelse.
Vers le XVème siècle, l'avènement des bateaux caravelles permet l'essor du commerce international. Or, le maintien des comptoirs commerciaux sur les différents continents implique que les empires coloniaux se confrontent à de nombreuses maladies exotiques, auxquelles la médecine

---

[110] Caroline Darricau-Lugat. *Cahiers de recherche médiévales et humanistes. Regards sur la profession médicale en France médiévale.*

coloniale doit apporter une réponse en installant des structures sanitaires.
Au XVIème siècle, l'invention de l'imprimerie fournit aux nouvelles acquisitions de la connaissance humaine le moyen de se répandre.
Au XVIIème et au XVIIIème siècle, la médecine n'évolue pas beaucoup et la plus grande partie du savoir médical provient encore de l'antiquité grecque.
C'est au XIXème siècle que les progrès de la médecine sont les plus spectaculaires. Les outils mis à la disposition des médecins sont nombreux : le stéthoscope de Laennec, la découverte du bacille de la tuberculose, la mise en pratique de la vaccination par Pasteur, la découverte du bacille de la peste par Alexandre Yersin.
Le XXème siècle est marqué par la découverte de la pénicilline par Alexandre Fleming et la fin du siècle est dominé par l'invention des *stents* coronariens dont l'Allemand Andreas Gruentzig est le promoteur.
Le XXIème siècle poursuit ses avancées en produisant les nouveaux vaccins à ARN messager grâce au génie de la Hongroise Katalin Kariko, qui sauve des millions de vies contre la Covid-19.

Bibliographie

1-La médecine au Moyen-âge, entre croyance et science : Isabelle Rougerie Rivat
2-Histoire des médecins : Stanis Perez
3-L'odyssée de la médecine, des rives de l'Orient aux rivages de l'occident : Ali Hamdan
4-Encyclopédie Universalis : Jacqueline Brossolet, « Constantin l'Africain »
5-Book Wiki : Garioponto
6-Histoire de naître : de l'enfantement à l'accouchement médicalisé par Fernand Leroy
7-La médecine arabe et l'occident médiéval : Danielle Jacquart et François Micheau.
8-Histoire de la médecine Arabe volume 2 par Lucien Leclerc page 315
9-Histoire de la médecine Arabe volume 2 page 398
10-Les relations des pays de l'Islam avec le monde Latin : François Micheau
11-Les relations des pays de l'Islam avec le monde Latin : François Micheau page 402
12-Guide Histoire/2339518- Cathares-Dates-Histoires
13 Les relations des pays de l'Islam avec le monde latin : Françoise Micheau page 404
14-L'incroyable histoire de la médecine : Pr Jean-Noël Fabiani & Philippe Bercovici
15-La médecine au moyen-âge, entre croyance et science par Mme Isabelle Rougerie-Rivat
16 La chirurgie : universalis.fr de Claude d'Allaines, Jean-Edouard Clotteau
17 L'incroyable histoire de la médecine : Pr Jean-Noël Fabiani & Philippe Bercovici page 32
18 J.A Dulaure, histoire de Paris, tome 2 page 112-113
19- Docteur Sanchez, l'Église Saint Côme de Paris, 1904

20-L'incroyable histoire de la médecine : Pr Jean-Noël Fabiani & Philippe Bercovici page 34
21- Le regard de l'anatomiste. Dissection et invention du corps en occident, Rafael Mandressi : Éditions du seuil septembre 2003.
22- Biographie de Guy de Chauliac archive sur le site ac-sciences-lettres-montpellier.fr
23-Lucien Leclerc 1861 page 129 tome 2
24-Guy De Chauliac de Jacqueline Brossolet, encyclopédie Universalis : archiviste et documentaliste à l'institut Pasteur, Paris
25- Histoire des médecins et des pharmaciens de marine et des colonies page 19
26- Histoire des médecins et des pharmaciens de marine et des colonies : Pierre Pluchon
27-Histoire des médecins et des pharmaciens de marine et des colonies page 15
28-Histoire des médecins et des pharmaciens de marine et des colonies page 17
29-Le beau livre de la médecine page 66 : Clifford A. Pickover
30-Laure Fagnart, chercheur qualifié Fonds National de la Recherche Scientifique (F.R.S.-FNRS)
31-R. K French, chap 3 »Berengario de carpi end the use of commentary in anatomical teaching "dans the medical renaissance of the sixteeth century, Cambridge university press 1985
32-Patrick Berche : une histoire de microbes, John Libbey Eurotext page 218
33-Le beau livre de la médecine page 66 : Clifford A. Pickover page 70
34-Encyclopédie Universalis : Bernard Gorceix
35-Bartolomeo Eustache par Micheline Ruel-Kellermann page 76, octobre 2015

36-Bibliothèque numérique de Cambridge. Récupéré le 1er aout 2016.Kusukawa, Sachiko
37-M. Kemp, « un dessin pour la fabrica, et quelques pensées sur les hommes musculaires. Vesalius ». Antécédents médicaux,1970
38-Histoire de la médecine Pr Jean Paul Bounhoure, page 55
39- « Portrait des médecins », Gabriel Fallope
40-Gabriel Gachelin encyclopédie Universalis
41-Ambroise Paré, le père de la chirurgie moderne
42-Jean Pierre Poirier 2005, P25-26. Louis Vincelet, Ambroise Paré et la religion
43- Jean Pierre Poirier 2005, P16-17. Louis Vincelet, Ambroise Paré et la religion
44- M. Shah « Premier Chirurgien du Roi : The life of Ambroise Paré (1510-1590) JR soc med mai 1992
45-Ambroise Paré écrit par Jacqueline Brossolet archiviste, documentaliste à l'institut Pasteur : Encyclopédie Universalis
46- Encyclopédie Universalis
47-Acquapendente Girolamo Fabrici (1533-1619). Encyclopédie Universalis
48-Girolamo Fabrici, medarus.org/médecins
49- Encyclopédie Universalis
50- medarus.org/médecins/textes Harvey
51-Jean Pecquet, médecin et anatomiste du 17ème siècle : Pierre Berteau Portail Persée
52- Encyclopédie Universalis
53-Ettore Toffoletto Riva, Encyclopédie Universalis
54-Imago Mundi : la médecine au 18ème siècle
55-Riedel Stefan, Edward Jenner and the history of smallpox and vaccination, Proceedings
56- Encyclopédie Universalis
57- Histoire des médecins et des pharmaciens de marine et des colonies : Pierre Pluchon

58- Histoire des médecins et des pharmaciens de marine et des colonies : Pierre Pluchon
59-Corvisart et la faculté de médecine par Paul Ganière
60- Encyclopédie Universalis
61-Jacqueline Brossolet, Universalis
62-Medarus.org
63- Encyclopédie Universalis
64-Alfred Rouxeau, Laennec, Bailliere, Paris, 1912-1920
65-Portrait de médecins : René Laennec
66- Jacqueline Brossolet, Universalis
67-Michel Valentin, François Broussais, empereur de la médecine : jeunesse, correspondance
Vie et œuvre, Association des amis du Musée du pays de Dinard,1988,319
68-Bibliothèque nationale de France
69-Histoire des médecins et pharmaciens de marine et des colonies : Pierre Pluchon
70-Encyclopédie Universalis-Gabriel Gachelin
71-Les principes premiers chirurgiens ou médecin du roi : Alain Bugnicourt
72-Lellouch A, Rullière R. « R-J-H. Bertin, cardiologue (1767-1827) et son jeune interne J.B. Bouillaud (1796-1881), bulletin de la société d'Histoire de la médecine 1981 ;15(3)259-264
73-Bonnafont Jean Pierre dans Michel Dupont, dictionnaire historique de médecins dans et hors de la médecine, Paris Larousse-Bordas,1999
74-Association Française de l'urologie : maison de l'urologie
75-Daniel Fredy, Paul Broca, histoire des sciences médicales
76-Bulletin de la société Française d'Anthropologie
77-Catherine Vidal « Cerveau, sexe et préjugés, Cerveau, hormones et sexes : des différences en question, 2012 pages 11-28

78-Pasteur de Vallery-Radot, petit fils de Louis Pasteur
79-La fabrique des produits chimiques Thann et Mulhouse. Histoire d'une entreprise de 1808 à nos jours : Éditions la nuée bleue- Strasbourg 1991
80-Louis Pasteur, écrits scientifiques et médicaux : champs sciences
81-Les travaux de Louis Pasteur de 1862 à 1877-Institut Pasteur
82-Paul Mazliak-Futura santé
83-Pasteur de Vallery-Radot, petit fils de Louis Pasteur
84-Dédoublements normaux des bruits du cœur, présentée à la société médicale des hôpitaux, dans la séance du 22 juin 1866, par le Dr Potain. Paris : impr. De F Malteste, 1866
85-Du rythme cardiaque appelé bruit de galop, de son mécanisme et de sa valeur sémiologique, note présentée à la société médicale des hôpitaux de Paris.
86-Claudine Hugonnet-Berger « oscillomètre sphygmometrique du professeur Pachon
87-J.M. Charcot, l'expectation en médecine
88-Neurologie, manuscrit de 395 feuillets (fonds : manuscrit des leçons de J.M. Charcot)
89-Sur les divers états nerveux déterminés par l'hypnotisation chez les hystériques, 1882 J.M Charcot
90-O Corniou, vie et œuvre de Jean Martin Charcot, Créteil
91-clinique des maladies de la première enfance, malformations congénitales du cœur, Paris Masson,1926
92-Des charlatans aux chirurgiens, de Garcia Maldonado, Antoine. A
93-S : Joseph Lister dans historia de la medecina.org
94-Henri Louis Orain : Hubert Lyautey et Alphonse Laveran. Edilivre
95- Henri Louis Orain : Hubert Lyautey et Alphonse Laveran. Edilivre Page 58
96-Taussig, HB, The surgery of congenital heart disease
97-Emile Lagrange, Monsieur Roux et Gramaere 1954

98-Yersin Alexandre : Encyclopédie Universalis
99-Henri Jacotot, le docteur Alexandre Yersin : Esquisse de ce qu'il fut et de ce qu'il fit
100-Henri H. Mollaret et Jacqueline Brossollet, Alexandre Yersin ou le vainqueur de la peste, Fayard 1985
101-Institut Pasteur, références, BNF
102-Albert Calmette, sa vie, son œuvre scientifique par Noel Bernard et Léopold Negre
103-Un nouveau galvanomètre, archive néerlandaise, sci,2ème série, vol 6, 1901, page 625
104-André Maurois, la vie de sir Alexander Fleming
105-Contribution à l'étude de la concurrence vitale chez les micro-organismes : antagonisme entre les moisissures et les microbes, Lyon, Alexandre Rey 1897
106-La première greffe du cœur par le professeur Barnard en 1967 : intervention du Pr Alain Deloche
107-Naissance de la chirurgie cardiaque à la pitié Salpêtrière : Pr Cabrol
108-Gruentzig AR, Senning A, Siegenthaler
109-Sigwart U, Puel J: Intravascular stent to prevent occlusion and restenosis after transluminal angioplasty Engl 1987;701-706
110-Cahiers de recherche médiévales et humanistes de caroline Darricau-lugat : regards sur la profession médicale en France médiévale

Table des matières

Structures éditoriales du groupe L'Harmattan

L'Harmattan Italie
Via degli Artisti, 15
10124 Torino
harmattan.italia@gmail.com

L'Harmattan Hongrie
Kossuth l. u. 14-16.
1053 Budapest
harmattan@harmattan.hu

L'Harmattan Sénégal
10 VDN en face Mermoz
BP 45034 Dakar-Fann
senharmattan@gmail.com

L'Harmattan Cameroun
TSINGA/FECAFOOT
BP 11486 Yaoundé
inkoukam@gmail.com

L'Harmattan Burkina Faso
Achille Somé – tengnule@hotmail.fr

L'Harmattan Guinée
Almamya, rue KA 028 OKB Agency
BP 3470 Conakry
harmattanguinee@yahoo.fr

L'Harmattan RDC
185, avenue Nyangwe
Commune de Lingwala – Kinshasa
matangilamusadila@yahoo.fr

L'Harmattan Congo
67, boulevard Denis-Sassou-N'Guesso
BP 2874 Brazzaville
harmattan.congo@yahoo.fr

L'Harmattan Mali
ACI 2000 - Immeuble Mgr Jean Marie Cisse
Bureau 10
BP 145 Bamako-Mali
mali@harmattan.fr

L'Harmattan Togo
Djidjole – Lomé
Maison Amela
face EPP BATOME
ddamela@aol.com

L'Harmattan Côte d'Ivoire
Résidence Karl – Cité des Arts
Abidjan-Cocody
03 BP 1588 Abidjan
espace_harmattan.ci@hotmail.fr

Nos librairies en France

Librairie internationale
16, rue des Écoles
75005 Paris
librairie.internationale@harmattan.fr
01 40 46 79 11
www.librairieharmattan.com

Librairie des savoirs
21, rue des Écoles
75005 Paris
librairie.sh@harmattan.fr
01 46 34 13 71
www.librairieharmattansh.com

Librairie Le Lucernaire
53, rue Notre-Dame-des-Champs
75006 Paris
librairie@lucernaire.fr
01 42 22 67 13

www.ingramcontent.com/pod-product-compliance
Lightning Source LLC
LaVergne TN
LVHW010940051026
849532LV00003B/1064
* 9 7 8 2 3 4 3 2 3 9 0 9 5 *